何氏

美容祛斑灸法

何天有　何彦东　编著

中国中医药出版社

·北　京·

图书在版编目（CIP）数据

何氏美容祛斑灸法 / 何天有，何彦东编著 . —北京：中国中医药出版社，2016.10（2023.11 重印）

ISBN 978 – 7 – 5132 – 3199 – 2

Ⅰ . ①何… Ⅱ . ①何… ②何… Ⅲ . ①美容—针灸疗法 Ⅳ . ① R246.9

中国版本图书馆 CIP 数据核字（2016）第 044088 号

中国中医药出版社出版

北京经济技术开发区科创十三街 31 号院二区 8 号楼

邮政编码 100176

传真 010 64405721

河北联合印务有限公司印刷

各地新华书店经销

*

开本 710×1000 1/16 印张 11 字数 162 千字

2016 年 10 月第 1 版 2023 年 11 月第 4 次印刷

书号 ISBN 978 – 7 – 5132 – 3199 – 2

*

定价 39.00 元

网址 www.cptcm.com

如有印装质量问题请与本社出版部调换 （010–64405510）

版权专有 侵权必究

服务热线 010 64405510

购书热线 010 89535836

微信服务号 zgzyycbs

微商城网址 https://kdt.im/LIdUGr

官方微博 http://e.weibo.com/cptcm

天猫旗舰店网址 https://zgzyycbs.tmall.com

作者简介

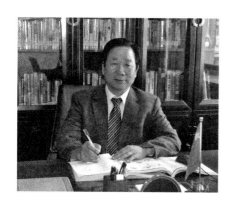

何天有，男，1953年4月生，毕业于北京中医学院（现北京中医药大学）中医系，现已从事中医针灸临床、教学、科研40余年。曾任甘肃中医学院（现甘肃中医药大学）附属医院副院长，甘肃中医学院针灸骨伤学院副院长，甘肃中医学院针灸推拿系主任。现任甘肃中医药大学皇甫谧针灸研究所所长，甘肃省针灸推拿医学中心主任，全国针灸临床研究中心甘肃分中心主任，中国针灸学会常务理事，甘肃省针灸学会常务副会长。甘肃中医药大学教授、主任医师、博士生导师、首席专家，北京中医药大学、中国中医科学院博士生导师（师承），国家级名中医，甘肃省名中医，甘肃省第一层次领军人才，国家重点针灸专科、国家中医药管理局重点针灸学科带头人，全国第四、第五批老中医药专家学术经验继承工作指导老师。1992年获甘肃省医德医风先进个人荣誉称号，2002年在援外医疗期间获马达加斯加共和国总统骑士勋章。在国内外医学刊物发表学术论文100余篇，出版医学专著10部，主持完成国家自然科学基金等各级科研项目10余项，获省部级科技进步奖2项，地厅级科技进步奖8项，国家专利6项。

作者简介

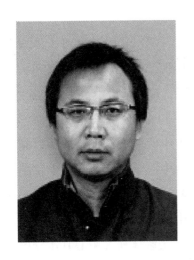

何彦东，男，1978年8月出生，2011年毕业于西北师范大学哲学系，中国哲学专业硕士。毕业后师从国家级名老中医何天有教授，潜心学习传统中医、针灸。期间参编医学著作4部，发表医学学术论文6篇，并参与何天有教授主持的多项科研课题，醉心于传统中医的学习与研究，致力于中医学的继承与发扬。

前　言

　　爱美之心，人皆有之。美的容颜是人们追求的目标之一，也是人类社会文明进步的重要标志。

　　美容的方法很多，现代医学常用手术及非手术疗法治疗损容性疾病。中医美容是中医学的重要组成部分，它在中医理论的指导下，应用中医的治疗方法，如中药、针灸、推拿、食疗等，以达美容养颜、防治面部损容性疾病的目的。

　　针灸有很好的美容效果，是一种回归自然的绿色疗法，因其没有毒副作用，故被美容业推崇与追求，已得到广泛应用。其中灸法美容更是效果独特，方便实用。但以往的针灸美容在理论上缺乏系统总结，方法上少有创新，疗效上有待提高。有的美容技师对我说：在美容院一般都用常规的皮肤护理，如清洗、敷面膜、按摩等，虽有一定的美容效果，但不能持久，尤其对于面容衰老、色斑等，效果不明显，不能从根本上解决问题。听说针灸能美容祛斑，你有什么好办法？

　　因此，我针对美容祛斑这一主题，系统总结了美容祛斑的中医学理论，分析了面容衰老、面部色斑的病因病机，探讨了美容祛斑灸法的作用机理，提炼出美容祛斑的常用灸法。我结合自己40余年的临床经验，在何氏药物铺灸疗法的基础上，创立了何氏美容祛斑散，创新了美容祛斑面部灸法、美容祛斑脏腑灸法、美容祛斑冲任灸法、美容祛斑循经灸法、美容祛斑回旋灸法等，形成了何氏美容祛斑灸法体系。

　　本法在中医理论整体观的指导下，正确处理面部与整体的关系，经历了理论升华、临床实践、科学研究三个阶段。先在甘肃中医药大学附属医院推广运用，收到显著疗效，后在南宁、杭州、广州、兰州等地举办何氏美容祛斑灸法核心技术学习班，经推广应用后，反映很好，并取得了显著的社会与经济效益，为美容祛斑治疗注入了新的活力。

艾灸是我国最古老的治疗方法之一，但曾为人们所忽视。近年来，在党的中医政策的感召下，灸法越来越为人们所重视，"忽如一夜春风来，千树万树梨花开"，艾灸之火犹如"野火烧不尽，春风吹又生"，在世界大地燃烧起来。由于艾灸疗效显著，并有很好的养生保健作用，各医疗机构普遍应用；又由于其方便实用、操作简单、易于普及等特点，逐渐走向社会与家庭，各地的艾灸养生馆犹如雨后春笋般发展起来，且遍地开花。有人问我：你一位国家级名中医，博士研究生导师，怎么也赶时髦，搞起艾灸来了？我回答：《备急千金要方》曰：针而不灸，灸而不针，皆非良医也。我在临床中就是以针灸并重、灸药结合而治病的，研究灸法是我应尽的责任。我认为，灸法的研究重在继承、创新与提高，很有必要用毕生精力去研究、开发其价值。我将40余年灸药结合的经验进行总结，出版了《何氏药物铺灸疗法》，深受同道及社会的认同，被称为灸法的重大突破。我又与韩国针灸学会会长、百岁老医生金南沫先生合作出版了《灸治百病》一书，使灸法走向世界。有人称我是灸法大师，我可不敢当，只是对灸法的传承和创新做了一些有益的工作，对此我感到很欣慰。

为了使灸法进一步发扬光大，顺应针灸与美容行业的需求，我的学生何彦东将我的这些经验整理成册，编成《何氏美容祛斑灸法》一书，与同道及有志之士共同商榷。由于水平有限，不妥之处在所难免。只要能为爱美之人减少一些苦恼，增添一份光彩，我就心满意足了。

何天有

2016 年 8 月

目 录
CONTENTS
＊＊＊

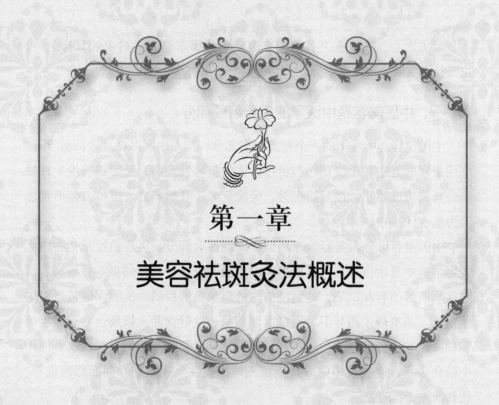

第一章

美容祛斑灸法概述

爱美之心，人皆有之。美的容颜和美的体态是人类追求的目标之一，也是社会文明进步的重要标志。

一、中医美容是中医学的重要组成部分

中医美容是中医学的一个重要组成部分，是在中医基础理论的指导下，应用中医的方法和手段预防与治疗人体的损容性疾病，及对损容性生理缺陷进行修饰或矫正，以预防保健、延缓衰老、驻颜养容、维护人体形神之美为基本目的的专门学科。

中医美容可分为美容治疗和美容保健两大部分。美容治疗是指在中医美容学基本理论指导下，采用中医方法和手段治疗人体的损容性疾病，消除疾病所致的容颜缺陷，达到维护人的形象美的目的。美容保健是指在中医美容学基本理论指导下，通过保健药品、保健食品，以及运动、养生等多种方法和手段，达到预防疾病、延缓衰老、驻颜美容的目的；或者使用中药化妆品，通过装饰的方法掩盖人体损容性生理缺陷，如面部瑕疵等，达到增强美容的效果。

二、灸法美容是中医美容的重要分支

灸法美容是中医美容的一个分支，它将中医基础理论与中国传统美学相结合，以中医的阴阳五行、脏腑经络、气血津液等基本理论为指导，强调中医的整体观及辨证论治等基本特点，应用灸疗作用于人体经络腧穴，以疏通经络、调节气血、平衡阴阳、调整脏腑功能，从而消除损容性疾病的病因，使机体恢复正常的生理状态。同时可扶正祛邪，改善面部血液循环，促进皮肤的新陈代谢，以达到改善面色、抗皱防皱、美容祛斑的保健

与治疗效果。

三、美容祛斑灸法是美容祛斑的重要方法

美容祛斑灸法根据色斑的病因病机和辨证论治的原则，将艾绒或药物放置在体表的经络腧穴，借助艾灸和药物的作用，通过经络的传导，达到美容祛斑的效果。灸法的种类很多，如艾炷灸（直接灸、隔物灸）、艾条灸（温和灸、雀啄灸）、温针灸、药物铺灸等，均可在美容祛斑灸法中选择应用。

四、何氏美容祛斑灸法是美容祛斑的重大创新

何氏美容祛斑灸法，是国家级名中医、博士研究生导师何天有教授以中医基础理论为指导，总结 40 余年的临床经验而创新的一种祛斑美容方法。面容衰老与面部色斑不单纯是面部问题，而是与阴阳失调、脏腑功能失调、经络失养或阻滞不通、外邪侵袭等有着密切关系。故应从整体观出发，充分认识其病因病机，进行辨证论治，辨证用药，辨证施灸。何氏美容祛斑灸法包括美容祛斑脏腑灸法、美容祛斑冲任灸法、美容祛斑循经灸法、美容祛斑面部灸法、美容祛斑回旋灸法、美容祛斑循回灸法等。该法使用独创的美容祛斑散，灸药结合，对美容祛斑有显著疗效。本法技术含量高，操作方法简便易学，安全可靠，对人体无毒副作用，并且不需要投入大量资金购置器械设备，适用于大、中、小各级医院及美容机构应用，具有很好的应用前景。

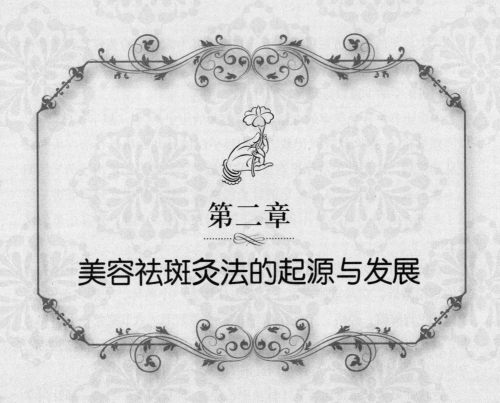

第二章

美容祛斑灸法的起源与发展

人类最早的美容方法就是洗脸，其后发展为面部敷粉美容，到了春秋战国时期出现了面脂、唇脂与发脂，其后，随着人类对美容要求的提高，开始通过医学的手段以达到美容的目的。

中医美容中针灸美容的方法也有着悠久的历史，《说文解字》曰："砭，以石刺病也。"据文献资料记载，人类很早以前就开始用砭石治疗头面部皮肤的疾病，这是针灸治疗损容性疾病的雏形。长沙马王堆出土的《阴阳十一脉灸经》，是我国现存最早的针灸经络学文献，其中就对鼾黑斑一病做了论述，表明当时已采用灸法治疗损容性疾病，开创了美容祛斑灸法的先河。

春秋战国时期，我国第一本中医学专著《黄帝内经》奠定了中医美容学的理论基础，它从整体观出发，把人体作为一个整体，人的头面五官、颜面肤色与脏腑、经络、气血有着密切联系。《素问·六节藏象论》曰"心者，其华在面""肺主皮毛"……强调了脏腑、经络、气血与面容的关系，为灸法美容保健与治疗损容性疾病提供了理论依据和临床指导。

晋代针灸学家皇甫谧所著《针灸甲乙经》，是我国现存的第一部针灸学专著，是继《黄帝内经》之后对针灸学的又一次总结，发展并确定了349个腧穴的位置、主治、操作等内容，并在腧穴下注明了艾灸的壮数。《针灸甲乙经》中记载了很多有美容和治疗损容性疾病作用的腧穴，为后世美容保健起到了推动作用。

隋唐时期，灸法颇为盛行，已有专门的"灸师"之称，灸法的种类与治疗范围进一步扩大，发展成为独立的学科。孙思邈所著的《备急千金要方》与《千金翼方》中有很多针灸美容与养生保健的内容，其中记载的"面药""妇人面药"，是中医美容方剂的最早记载，开创了中药面膜美容的先河，为研究中医面部美容制剂提供了宝贵的经验。还有唐代中医学家王焘在其所著的《外台秘要》中，介绍了灸法在美容保健中的应用，为灸法美容的推广应用发挥了积极作用。

宋代非常重视中医美容，在《太平圣惠方》中载有美容方187首，治疗损容性疾病方400余首，体现了中医美容内外兼治的整体观。宋代著名针灸学家王惟一重新考订明堂经穴，于1026年绘制成《铜人针灸图经》，使医者按图取穴、按穴治病。其设计制作的两具铜人模型，外刻经络腧穴，内置脏腑，使针灸学有了直观的模具，也为针灸美容提供了重要的参考资料，促进了针灸美容的全面发展与进步。窦材的《扁鹊心书》中还记载了养颜润面的窦材灸法，极大丰富了针灸美容的内容。

金元时期灸法又有了进一步的发展，主要贡献在"热证可灸"方面。刘守真明确指出，灸法有"引热外出""引热下行"的作用，也说明了灸法可用于热证所致的损容性疾病的治疗。张元素的脏腑辨证学说，李东垣的脾胃学说，朱丹溪的相火论、阳有余而阴不足论，均对应用灸法美容从脏腑入手、从脾胃调理、以平衡阴阳为法，有一定的指导意义。元代名医危亦林著《世医得效方》，提出"阴虚痰势困重……则灼艾法为良"，书中所载针灸治疗的56个病症中，灸疗占十之八九，其中涉及灸疗美容保健的内容也有十之一二。元代滑伯仁的《十四经发挥》，补充任督二脉为十四经，对任督二脉在美容中的应用有重要的指导作用。

明清时期针灸学家辈出，灸法论著颇丰，是针灸学发展的鼎盛时期，针灸美容的内容更是丰富多彩。陈实功的《外科正宗》，对雀斑、黧黑斑、黑子、酒渣鼻等损容性疾病提出了很多行之有效的治疗方法。李时珍的《本草纲目》介绍了百余味美容药物，对中医美容做出了很大贡献。杨继洲的《针灸大成》强调针灸并用，是《针灸甲乙经》之后对针灸学的又一次大的总结。《针灸大成》中论述了很多治疗损容性疾病的方法，如针刺丝竹空穴治疗倒睫、灸合谷穴治疗口眼㖞斜等，为针灸美容开拓了广阔的前景，推动了针灸美容学的发展。

晚清时期，道光皇帝等封建统治者以"针刺火灸，均非奉君之所宜"，禁止太医院等官方机构用针灸治病。民国时期，西方医学进入中国，在医学上有西医替代中医之趋势，并有"废止中医"之流的抵制，使针灸疗法逐渐走向衰退，针灸美容也是一样。

新中国成立后，党和政府十分重视发掘祖国医学遗产，制定了一系列中医政策与发展措施，使针灸医学得到了前所未有的普及与应用。全国各地先后成立了中医药院校、中医医院，设置了针灸专业与专科，并建立了专门的科研机构，针灸医疗、科研、教学等诸方面得到了很大的提高，针灸美容事业也获得了新生。特别是 20 世纪 80 年代以后，随着国民经济迅速发展和人民生活水平逐步提高，针灸美容事业也得到了飞速的发展，很多中医药院校开设了中医美容或针灸美容专业，形成了新的针灸美容人才队伍，使针灸美容技术得到了推广应用。针灸美容的疗效也得到了充分认可，深受国内外广大人民群众的喜爱。进入 21 世纪，人们追求健康，寻求自然美，渴望回归自然，灸法美容作为一种绿色疗法，具有简、便、验、廉的特点，有着美好的发展前景。

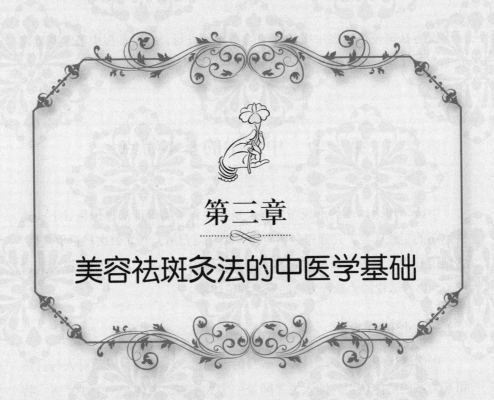

第三章

美容祛斑灸法的中医学基础

美容祛斑灸法需在中医学理论的指导下进行，所以掌握中医学基础理论非常重要。

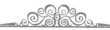

第一节　中医学的基本特点

中医学理论体系的形成与发展，是在古代唯物辩证法思想指导下，通过定期的实践观察，并通过分析对比、综合与归纳，在无数次修正重复后，达到了升华。形成了以整体观和阴阳五行学说为指导，以脏腑学说为理论核心，以辨证论治为诊疗方法的完整理论体系。

一、整体观念

所谓整体观，是中医对人体本身的统一性、完整性，以及对人与自然相互关系的整体认识。即天地之间是一个大宇宙，人体是一个小宇宙。将人体视为一个有机整体，用以研究人的生理活动、病理变化，以及诊断与治疗；将人与自然视为一个有机整体，用以认识人与自然的关系，保持人与自然的对立统一。

1. 人体是一个有机整体

（1）生理

中医学认为，人体是由各脏腑组织与器官组成的，是一个不可分割的整体。它们在生理上相互联系、相互协调、相互为用，如五脏六腑与皮、肉、脉、筋、骨等形体组织，以及口、鼻、舌、眼、耳、前后二阴等组织器官之间，存在着有机联系。以心为例，心与小肠相表里，主血，开窍于舌，其华在面。其他脏腑亦是如此。

（2）病理

人体各脏腑组织与器官在病理上相互影响，相互传变。如脏腑功能失调，可以通过经络反映于体表；体表组织器官有病，也可以通过经络而影响脏腑；同时脏与脏、腑与腑、脏与腑之间，也通过经络相互影响而传变。例如：外感风寒，皮表受邪，可致肌肤腠理营卫不和，抵抗力下降，而发生恶寒、发热、咳嗽、脉浮等症，又由于肺与皮毛相表里，外邪袭肺，肺失宣降，则发生咳喘、痰多等；肺气不能布散体表，肌肤失养，则面色㿠白，肌肤干燥等。又如：肝病初起为肝气郁结，继而横克脾胃，引起恶心、呕吐、脘腹胀满、大便溏泻、面色萎黄等，这些病症大多为脾胃功能失调的表现，但实为肝病影响了脾胃功能所致，即《金匮要略》所述："见肝之病，知肝传脾，当先实脾。"再如：肝火、心火上炎，则见面红面赤；心血不足，则面色苍白，面容憔悴；脾胃虚弱，则唇舌色淡，面色萎黄等；肾虚，则面色黧黑，耳鸣耳聋等；这些都是脏腑失调通过经络反映于体表组织器官的临床表现。

（3）诊断与治疗

在诊断与治疗方面，将人体作为一个有机整体，可用于了解脏腑的病变，从而做出正确的诊断，并采取恰当的治疗方法。正如《黄帝内经》曰："有诸内，必行诸外"，"视其外应，以知其内脏，则知其所病矣"。例如：面容衰老、面部色斑，伴见面色苍白、唇甲色淡、头晕目眩、心悸失眠、月经量少、舌质淡、脉细，辨证为心血虚，治以补益心血为主。又如：面容衰老、面色黧黑、脱发、耳聋耳鸣、腰膝痿软等，诊断为肾经亏虚，治以滋补肾精为主。

2. 人与自然对立统一

（1）生理

人体自身是一个有机整体，人体与自然界也存在着对立统一关系。正如《黄帝内经》中说："人与天地相参也，与日月相应也。"人生活在自然界，自然环境和自然条件是人类赖以生存的必要条件，对人体的生理功能也有一定的影响。人体通过体内的自然调节机制，在一定的生理限度内，保持着人与自然界的适应统一，当然，这种适应不是被动的适应，而是能动的适应，故《黄帝内经》曰："人以天地之气生，四时之法成。"

第一，自然界为人类提供了赖以生存的物质。《黄帝内经》曰："天食人以五气（臊、焦、香、腥、腐），地食人以五味（酸、苦、甘、辛、咸）……气和以生，津液相成（气味相合），神乃自生（生机旺盛）。"此处"五气""五味"主要指空气与饮食水谷，所以人要呼吸新鲜空气，避免污浊之气；还要均衡饮食，不可过偏。

第二，四时气候与人体脏腑相通应，如"肝气通于春，心气通于夏，肺气通于秋，肾气通于冬"。

第三，人体受自然界气候的影响，其生理活动亦必须进行相应的调节。《黄帝内经》曰："春生、夏长、秋收、冬藏，是气之常也，人亦应之。"这里所说的"应"，即相应、调节、适应之意。如何调节适应呢？《黄帝内经》又曰："天暑衣厚则腠理开，故汗出；天寒则腠理闭，气湿不行，水下流于膀胱，则为溺。"这就是说，天热或穿着过多则人体出汗，机体以出汗散热来调节人体的阴阳平衡；天寒则少汗而尿多，既保证了水液代谢，又可保暖，以保证人体阳气不过多向外耗散。所以，在一年四季之中，随着自然气候的变化，人体的阴阳气血也进行着相应的生理性适应调节。

第四，中医学还认为，不仅四时气候变化对人体的生理功能有影响，一天之内，随着昼夜晨昏的变化，人体的阴阳气血也因此做出相应的调节。如《素问·生气通天论》曰："故阳气者，一日而主外，平旦人气（阳气）生，日中而阳气隆，日西而阳气已虚，气门乃闭。"气门，即汗孔，又称玄府，为人体出汗、散发热量、调节阴阳平衡的主要途径（其他还有呼吸、排泄途径，但都不如皮肤面积大，散热量大）。也就是说，人体的阳气（热能）于白天运行于外，推动着人体脏腑组织器官，进行各种功能活动。早晨阳气初生，中午阳气最盛，夜晚则阳气内敛，便于人体休息，恢复精力。故中医学认为"阳入于阴则寐"。

当然，地理之差异，气候的变迁，对人体的生理活动也有一定的影响，人体也有相应的调节和适应。

第五，地区与方域对人体也有影响。《黄帝内经》将地区方域分为东、南、西、北、中五方。《黄帝内经》认为："南方者，天地所长养，阳之所盛处也，其地下，水土弱，雾露之所聚也，其民嗜酸而食胕，故其民皆致理而赤色，其病挛痹。"说明了某些地方病与环境的关系。在生理状况下，地方差异也影响着人体的生理活动，如江南多湿热，腠理多疏松；北方多燥寒，腠理多致密。一旦异地而居，则人体有一段适应过程。

（2）病理

如果人体的调节机能失常，或者气候变化过于剧烈，超过了人体生理调节适应能力时，则人体就会生病。具体表现在以下三个方面：一是人体正气不足时，人体抵抗力下降，六淫（风、寒、暑、湿、燥、火）之邪乘虚侵袭人体而发病，即《黄帝内经》所述的"邪之所凑，其气必虚"。二是季节不同，其发病类型也不同，如春季多温病（呼吸道疾病），夏秋季多暑湿（中暑、消化道传染病、消化不良），冬季多病伤寒（伤于寒邪）。三是在一天里由于昼夜的变化，对疾病的发展也有一定的影响，一般白天病情较轻，夜晚病情较重，正如《黄帝内经》所说："朝则人气始生，病气衰，故旦惠；日中人气（阳气）长，长则胜邪，故安（病情安稳）；夕则人气始衰，邪气始生，故加（病情加重）；夜半人气入脏，邪气独居于身，故甚也（病情更重）。"

（3）诊断与治疗

反映于论治方面，在人与天地相应思想的指导下，于临床中，中医学创立了"因人，因地，因时制宜"的辨证论治原则，在临床中有重要意义。

3. 整体观念在美容祛斑中的应用

面部与人体各脏腑、组织、器官有着密切的联系，如肺主气，朝百脉，主皮毛，肥腠理，温肌肉，开窍于鼻；心主血，其华在面，开窍于舌等。

面部的变化可反映脏腑生理功能是否正常，如面容衰老、皱纹、色斑等损容性疾病，为脏腑与各器官的功能失调反映于面部的结果。

面部与自然界有着不可分割的关系，自然界的空气为面部皮肤提供了充分的氧供应，适当的日光照射有助于面部合成维生素与必需的物质，自然界的饮食五味为面部提供营养保证；四时的气候变化对面部有着不同的影响，如六淫过盛，则可侵袭面部而发病。故人们要主动适应自然，做到慎起居、调饮食、避风寒、防曝晒等。在保健与治疗方面，要因人、因地、因时制宜。

二、辨证论治

1. 辨证论治的基本内容

辨证论治，是中医学的基本特点之一，主要用于辨别证候，确定治疗法则。所谓辨证，就是将四诊（望、闻、问、切）所收集的有关疾病的症状、体征等资料，加以分析、综合，判断其属于何种性质的证。论治，则是根据辨证的结论，确定相应的治疗原则与方法。辨证就是识病，是决定治疗的前提与依据；论治是治病，是决定治疗疾病的手段与方法，也是对辨证是否正确的检验。辨证论治的过程，是中医学认识与治疗疾病的必需过程，是中医学的精髓。

中医的辨证论治是指导临床诊疗的重要法则，在具体应用中，既有原则性，又有灵活性。如一种疾病可以包括几种不同的证，可用不同的方法去治疗；不同的疾病在其发展过程中可出现同一证候，可以用同一方法去治疗。故在临床上有"同病异治""异病同治""证同治亦同，证异治亦异"等处理方法。

2. 辨证论治在美容祛斑中的应用

（1）四诊合参

四诊包括望、闻、问、切。即望其面色，神态，色斑的形状、颜色、深度，皱纹的部位，舌质、舌苔等；问其主要症状，痛苦所在，发病经过，病史，伴见症状，所喜所恶，妇女要问经、带、产等；闻其声音，口鼻气味与排泄物的气味等；切其肌肤、肢体与脉象。然后将四诊所搜集的资料进行分类排队，把病因病机有联系的排在一队里，为辨证提供第一手资料。如：某女，30岁，主诉面部色斑4年余。自4年前产后面部出现色斑，部位在两颧部，两侧对称，黑黄褐斑，触之不碍手，经中药治疗无效。伴见心悸、失眠、多梦，月经量少、色淡，白带清稀无异味。面色苍白无华，语言无力，舌质淡，苔薄白，脉象细弱。

（2）辨证求因

辨证求因就是在四诊的基础上，根据所采集的症状、体征，加以分析、综合，求得疾病的本质和病因所在，辨清所属的证。例如以上病例，患者色斑为产后出现，是因产后损及气血，进而心血不足，心神失养，则见心悸、失眠、多梦，月经量少，面色淡，舌质淡，脉细弱等。

（3）因证施治

因证施治就是在辨证的基础上，因证立法而施治。如所举病例，色斑因心血不足所致，法以补益心血、养血祛斑，取心俞、膈俞、血海等腧穴，灸用补法。

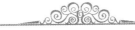

第二节　阴阳五行学说

阴阳五行学说包括阴阳学说与五行学说，是我国古代的唯物论和辨证思想，是我国古代人民用以认识自然的世界观与方法论。阴阳五行学说贯穿于中医理论体系的各个方面，借以阐明人类生命的起源，人体的生理功能、病理变化，指导临床的诊断与治疗，是中医学的重要组成部分。

一、阴阳学说

1. 阴阳的基本概念

（1）阴阳具有普遍性

阴阳是对自然界相互关系的某些事物和现象之中对立双方的概括，含有对立统一的概念。它既可以代表两个相互对立的事物，也可以代表统一事物内部存在的相互对立的两个方面。也就是说，宇宙间的任何事物都可以概括为阴和阳两类，任何事物内部又可分为阴和阳两个方面，而每一事物中阴或阳的任何一方还可以再分阴阳，以致无穷。故《素问·阴阳离合论》说："阴阳者，数之可十，推之可百，数之可千，推之可万，万之大不可胜数，然其要一也。"

（2）阴阳具有相对性

事物的阴阳属性，并不是绝对的，而是相对的。这种相对性一方面表现为，在一定的条件下，阴和阳之间可以发生相互转化，即阴可以转化为阳，阳可以转化为阴。另一方面，体现于事物的无限可分性，如一天之中，昼为阳，夜为阴；白昼之中，上午为阳中之阳，下午为阳中之阴；夜晚之中，前半夜为阴中之阴，后半夜为阴中之阳。所以《黄帝内经》说："阴阳者，一分为二也。""阴阳者，数之可十，推之可百，数之可千，推之可万，万之大不可胜数，然其要一也。"进一步说明了阴阳的相对性。

2. 阴阳的基本内容

（1）阴阳相互对立

阴与阳是相互对立的，它们之间相互制约、相互消长，不断取得动态平衡。以一年四季来说，有明显的温、热、凉、寒的气候变化。春夏之所以温热，是因为春夏的温热之气上升，抑制了秋冬的寒凉之气；秋冬之所以寒凉，是因为秋冬阴气上升，抑制了春夏的温热之气的缘故。自然界气候的变化，正是阴阳之气相互制约、消长的结果。

阴阳相互制约的过程，也是相互消长的过程。人体的生理活动也是如此，白天是阳气盛，阴气弱，而阳主动，阴主静，动的力量较强，制约了静，所以白天人就显得精神振奋；黑夜是阴气盛，阳气弱，由于静的力量较强，制约了动，故人就显得精神困倦。以白天和黑夜相比，阴阳之间有多有少，并不平衡，但从整个昼夜来看，还是趋于相对平衡的。

运用阴阳对立制约的原理，在机体的阴阳失调时，常用"寒者热之，热者寒之"的治疗方法。

（2）阴阳相互依存

阴阳学说认为，阴阳双方不仅是相互对立的，还是相互依存的，任何一方都不能脱离另一方而单独存在。这一阴阳相互依存的关系叫阴阳的相互依存。如上为阳，下为阴，没有上就无所谓下；寒为阴，热为阳，没有寒就无所谓热。所以说阳依存于阴，阴依存于阳，每一方都以另一方的存在为自己存在的条件，正如《素问·阴阳应象大论》说："阴在内，阳之守也；阳在外，阴之使也。"守"是守于内，"使"是行于外。这是对阴阳相互对立关系的很好说明。这里的阴阳，主要是指物质与功能，即阴代表物质，阳代表功能。物质居于体内，所以说"阴在内"；功能表现于外，所以说"阳在外"。如果阴阳双方失去了相互存在的条件，就会导致所谓的"孤阴""独阳"，甚至出现"阴阳离决，精气乃绝"的情况，也就不能再生化和生长了，人的生命也就停止了。

（3）阴阳的消长平衡

阴和阳之间对立制约，互根互用，并不是处于静止的状态，而是始终处于不断的运动变化之中。这种运动变化由盛而衰，由衰而盛，中医学称为"消长平衡"。阴阳的消长平衡大致有四种情况：一是阴或阳自身的消长，如阴阳在一日 24 小时中有盛有衰；二是指阴和阳互为消长，实际是指它们的互相制约；三是指阴阳之间以互长为主的运动状态，即《黄帝内经》中说的"阳生阴长"；四是指阴阳之间以互消为主的运动状态，即"阳杀阴藏"。阴阳就是在这样的不断消长过程中，维持着相对的动态平衡，也维持着人体正常的生命活动。这种相对的动态平衡是很重要的。如果只有"阴消阳长"而无"阳消阴长"，或只有"阳消阴长"而无"阴消阳长"，即破坏了阴阳的相对平衡，形成阴或阳的偏盛或偏衰，导致阴阳的消长失调。对人体来说，即病理状态。正如《黄帝内经》中所说："阴盛则阳病，阳盛则阴病；阳盛则热，阴盛则寒。"

（4）阴阳的相互转化

阴阳对立的双方，在一定条件下，可以各自向其相反的方向转化，阴可以转化为阳，阳可以转化为阴，从而使事物的性质发生了根本的改变。如果说"阴阳消长"是一个量变的过程，那么"阴阳转化"就是一个质变的过程。《素问·阴阳应象大论》所谓"重阴必阳，重阳必阴"，"寒极生热，热极生寒"，就是指阴"重"可以转化为"阳"，阳"重"可以转化为阴，寒"极"时便有可能向热的方向转化，热"极"时便有可能向寒的方向转化。"阴阳消长"是"阴阳转化"的前提，而"阴阳转化"是"阴阳消长"的结果。

3. 阴阳学说在美容祛斑中的应用

（1）说明人体的组织结构

人体是一个整体，但可以分割为阴阳两部分。一般是上部为阳，下部为阴；体表为阳，体内为阴；背为阳，腹为阴；六腑为阳，五脏为阴。再具体到每一脏腑，又有阴阳之分，如心有心阴、心阳，肾有肾阳、肾阴等。正如《黄帝内经》所说："人生有形，不离阴阳。"面部结构与脏腑等组织器官的联系，亦可用阴阳划分。

（2）说明人体的生理功能

中医学认为，人体的生命活动是阴阳两个方面保持着对立统一协调关系的结果。如人体的功能活动和物质基础相对而言，则功能活动为阳，物质基础为阴，两者缺一不可，互相为用。

（3）说明人体的病理变化

阴阳平衡一旦遭到破坏，就形成疾病。这些疾病，有的是由机体阴或阳的偏盛所致，有的是由机体阴或阳的偏衰所致，如果偏衰到一定程度，还会造成阴阳互损。另外，由于阴阳之间存在着相互转化的关系，所以阴阳失调所出现的病理现象，还可以在一定条件下，各自向其相反的方向转化，即阴证转化为阳证，阳证转化为阴证。面容衰老、面部色斑等损容性疾病与阴阳失调有关。

（4）用于疾病的诊断与防治

《黄帝内经》曰："善诊者，察色按脉，先别阴阳。"面容衰老、色斑等损容性疾病与其他疾病一样，其根本原因是阴阳失调，都可用阴阳加以概括。首先要分清阴阳，例如在四诊时，望诊：色泽鲜明者属阳，晦暗者属阴；问诊：怕热、口渴、喜冷饮者属阳，怕冷、口淡不渴者属阴；闻诊：声音洪亮，口与排泄物气味重者属阳，口无异味，排泄物无异味者属阴；切诊：脉象浮、数、大、滑、实者属阳，脉象迟、沉、小、涩、虚者属阴。在辨证时，首先用八纲辨证分清阴阳，以统领表、里、寒、热、虚、实，即表、热、实属阳，里、寒、虚属阴。再用脏腑辨证等辨证方法，分清心阴、心阳、肾阴、肾阳的虚实，气血津液的阴阳虚实等。

阴阳失调是面容衰老、色斑等损容性疾病的根本原因，因此，调整阴阳平衡，为防治损容性疾病的基本原则。正如《黄帝内经》所言："谨察阴阳所在而调之，以平为期。"首先，以阴阳的理论为指导，顺应阴阳的变化，如"春夏养阳，秋冬养阴"等，做好面部的调护与养生保健。第二，施灸时，根据阴阳、脏腑、气血、经络的虚实，"虚则补之，实则泻之"。第三，灸药结合时，阳热者，配以寒凉的药物以泻热，"热者寒之"；阴寒者，以温热的药物以温阳散寒，"寒者热之"；阴虚阳亢者，则需滋阴潜阳；阳虚不能治阴，则又需益阳以消阴。即"阳病治阴，阴病治阳"之意。

二、五行学说

1. 五行学说的基本概念

所谓"五行"，即木、火、土、金、水5种基本物质元素的运动变化。五行学说，就是古人用人们日常生活中最熟悉的木、火、土、金、水5种物质为代表来归属事物的属性，以五者之间相互资生、相互制约的关系来论述和推演事物之间的相互关系及复杂的运动变化规律。

2. 五行学说的基本内容

五行学说的基本内容包括五行的抽象特征，五行的归类和演绎，五行之间的相生、相克、相乘、相侮。《尚书》中的"水曰润下、火曰炎上、木曰曲直、金曰从革、土爱稼穑"，对五行的特征做了经典性概括。

水曰润下，是指水具有滋润、向下的特征，引申为具有寒凉、滋润、向下运行的特征。

火曰炎上，是指火光向上、焚烧、极热，引申为温热、向上、升腾等特征。

木曰曲直，是指树木的生长形态特征，引申为生长、升发、条达、舒畅等特征。

金曰从革，从为顺从，革为变革，引申为金的变革、肃杀、下降、洁净等特征。

土爱稼穑，稼为种植，穑为收获，引申为土的承载万物、化生万物、为万物之母的特征。

3. 五行的推演和归类

五行学说是以五行的特性来推演和归类事物的五行属性的。所以事物的五行属性，并不等同于木、火、土、金、水本身，而是将事物的性质和作用于五行的特性相类比，从而得出事物的五行属性。如事物与木的特性相类似，则归属于木，与火的特性相类似，则归属于火等。

4. 五行的生、克、乘、侮

五行并不是静止的、孤立不变的，而是处于相生和相克的变化之中，相生与相克维持了相互协调平衡的整体性与统一性。如果五行之间相生、相克的关系遭到破坏，就会产生相乘、相侮。故五行与五脏在生理上相互联系，在病理上相互影响。

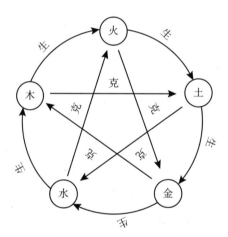

五行相生相克关系图

相生：是指五行之间的每一行对另一行有促进、助长和滋生的作用，这是正常的现象。即木→火→土→金→水→木，依次递相资生，循环不息。这种相生，称为"生我"和"我生"，生者为母，被生者为子。如木生火，木为火之母，火为木之子，形成了一种母子关系。

相克：是指木、火、土、金、水之间存在着有序地依次相克、制约的关系，这也是正常现象。即木→土→水→火→金→木，它们之间依次克制，循环不息。这种相克又有"克我"和"我克"之不同。以火为例，则"克我"者为"水","我克"者为"金"。五行之间的相克，使任何事物都受到克制，以防止太过与不及，维持相对平衡。

相乘：是指正常的相克遭到破坏后，出现的不正常的相克现象，是一种过度克制，有以强凌弱之意。五行中的某一行对被克的一行克制太过，引起异常反应；或由于被克的一方本身虚弱，不能忍受对方的克伐，从而出现克伐太过的病理现象。例如，肝木太过强盛，影响了脾土的功能，这叫"木"乘"土"，即"肝气犯胃（土）"，或"肝旺乘脾"。或由于脾土本身不足，木克土的力量相对过强，使脾土更加不足，又叫"土虚木乘"。

相侮：是指五行中的某一行过于强盛，对原来"克我"的一行进行反侮，即欺侮的意思。这种情况叫"反克"，或者叫相克的反向致病。如木侮金，本来是金克木，由于木过于强硬，金不但不能克木，反受到木的欺侮，类似老百姓所说的"不快的刀砍不动硬木，反而卷了刃"，临床上叫"木火刑金"。又如，木是克土的，若木本身虚弱，不但不能克土，反而变成土侮木，这是一种反侮。

5. 五行学说在美容祛斑中的应用

（1）说明脏腑生理上的相互联系

五行学说以"取象比类"的方法，以五脏配五行。如《尚书》中说："五行，一曰水，一曰火，一曰木，一曰金，一曰土。水曰润下，火曰炎上，木曰曲直，金曰从革，土爰稼穑。"以五行之特性来说明五脏的生理功能特点，如木性条达顺直，有生长的特点，而肝气性喜舒畅，且主疏泄，又主生发之气，故属木；火为阳热之象，有上炎之性，而心为阳脏，主动，心阳有温煦的作用，故属火；土为万物之母，有生化、养育万物的特性，而脾能运化水谷之精微，为气血生化之源，后天之本，故属土；金有清肃收敛之特性，金可发音，故肺属金；水有湿润下行之特性，而肾主人体水液代谢，使水液下行而排出体外，故属水。

五脏又联系着自己所属的五体、五官、五志、五液等，从而把机体各部分连接在一起，又将五行相生、相克规律及与自然界的五气、五味、五季、五位联系起来，形成了以五脏为中心的生理体系。

在美容祛斑应用中，可将五行所对应的脏腑、组织、器官、自然现象等有机联系起来，正确认识其生理功能。

（2）说明脏腑病变的相互影响

五脏在生理上相互联系，在病理上相互影响。中医学以五行学说来阐述五脏疾病的传变。

在相生关系的传变中，有母病及子，如肾属水，肝属木，水能生木，故肾为肝母，临床上肾精、肾水不足，累及肝脏，就如母病及子。子病犯母，又称"子盗母气"，如肝属木，心属火，木能生火，故肝为心母，但心血虚、心火旺影响到肝，形成心肝血虚或心肝火旺，就称子病犯母。

在相克关系的传变中，有相克太过，如前所述及的木乘土，即肝郁太过，脾运不及，肝气横逆犯脾。还有相侮，如金本克木，倘肺金不足或肝火太旺，会出现肝火犯肺的反克现象。

在美容祛斑应用中，可将五行所对应的脏腑的病理与面部联系起来，正确认识病理现象。

（3）用于疾病的诊断与防治

《难经》曰："望而知之者，望见其五色，以知其病；闻而知之者，闻其五音，以别其病；问而知之者，问其所欲五味，以知其病所起所在也；切脉而知之者，诊其寸口，视其虚实，以知其病在何脏腑也。"人体是一个有机整体，内脏有病则必有外在表现，可以通过四诊诊察，从而做出正确的判断。在诊断上还可通过五行生、克、乘、侮的变化规律推断病情，如先见面色红、口味苦、脉弦数，后见面色萎黄、口淡无味、脉弦细者，多为肝木乘犯脾土所致，并提示了病情的转归。

在防治疾病时，首先要顺应五行的变化规律，做好面部的调护与养生保健；再根据五行的生克规律确定治疗方案，如益木助火法，补肝养心法，培土生金法，滋水涵木法，培土治水法，壮水制火法，佐金平木法等。在临床中广泛应用，且用之有效，在美容祛斑治疗中均可选用。

（4）面部与五行人分类

美容祛斑时，首先要把人的体质搞清楚，然后才能根据体质，分析其特点与不足，借以指导美容祛斑的应用，或做参考。

早在《黄帝内经》中，就对人进行了分类："盖有太阴之人，少阴之人，太阳之人，少阳之人，阴阳和平之人。凡五人者，其态不同，其筋骨气血各不等。"意思是说，人可以分为阴、阳两大类，还可以分成五类，即太阴之人、少阴之人、太阳之人、少阳之人、阴阳和平之人。按五行来分，就是木、火、土、金、水五行之人。

　　太阳者，多阳无阴，在五行中属火型之人。《尚书》中说："火曰炎上。"火总是向上窜，其性炎热，故火型之人，热烈、向上、好动，如同夏天一样。其人为人热情，工作奋进，朝气蓬勃，志向远大，善于外交，敢于冒险，有创业精神，思维敏捷，有创见，可能有一定的发明创造。其缺点是：性格急躁，容易发火，常爱与人争理，喜欢夸张，不切合实际，虚荣心较强，争强好斗。有文献记载："火形之人，面色红，面瘦，头小。"

　　少阳者，多阳少阴，在五行中属木型之人。《尚书》中说："木曰曲直。"树木总是向上、向外生长，故木型之人，积极向上，进取发展，如同春天一样。其人心胸开阔，能与人合作，擅长与人交往，工作积极向上，认真负责，有较强的理解能力，追求的目标比较切合实际，明智而富有同情心。《黄帝内经》中还描述此类型的人"立则好仰，行则好摇"。就是说，木型之人站立时头扬得很高，行走时惯于左右摇摆。其缺点是：对别人不服气，对上级不服从，有时情绪不稳定。有文献记载："木形之人，面色青，头大长脸型。"

　　阴阳和平之人，阴阳平和协调，在五行中属土型之人。《尚书》中说："土爱稼穑。"土居中央，生长万物，故土型之人，性情比较稳定，居中而不偏激，生活平静而安稳，一切顺其自然，不计较个人名利，有事业心，诚实而敦厚，并能适应环境，与人和睦相处，如同长夏一样。其人能统领四方。其缺点是：思想保守，没有开拓进取精神，反应较迟钝，行为不活跃，没有目标，缺乏理想。有文献记载："土形之人，面色黄，圆脸，头大，腹大。"

　　少阴者，多阴少阳，在五行中属金型之人。《尚书》中说："金曰从革。"金质强硬，"革"有变革、改革之意。故金型之人思想比较激进，意志坚定，行动果断，志向远大，有较强的组织能力，对他人有高支配力，有不达目的不罢休的作风，并有严厉的气质。如同秋季一样，其人经过上进努力，定能有丰厚的收获。其缺点是：情绪急躁，不善于团结人，对人有时尖酸刻薄，嫉妒心较强，爱虚荣，爱斤斤计较，缺乏灵活性。有文献记载"金形之人，面色白，面方"。

太阴者，多阴无阳，在五行中属水型之人。《尚书》中说："水曰润下。"水是往低处流的，能滋润万物，故水型之人比较主润，爱静不爱动，能适应自然与万物，如同冬季一样，善于收藏。其人性格柔和，谦虚、顺从，不好高骛远，办事讲究实际，且沉稳安静，足智多谋，对人富有同情心，善于与人交往，心地善良，善于发挥管理才能，有水滴石穿的吃苦精神。其缺点是：容易自卑，缺乏积极向上的进取心，有时情志抑郁，多愁忧虑，没有远大的目标。有文献记载"水形之人，面色黑，面部凹凸不平，多皱纹"。

第三节　脏腑学说

脏腑是内脏的总称。包括五脏、六腑和奇恒之腑三大类器官。心、肝、脾、肺、肾合称"五脏"，胆、胃、小肠、大肠、膀胱、三焦称"六腑"，皆位于胸腹腔内。脏腑学说是研究人体各脏腑组织器官的生理功能、病理变化及其相互关系的学说，是中医学理论体系的核心组成部分。

一、五脏

（一）心

心位于胸中，膈膜之上，两肺之间，偏于左侧，形似倒垂之莲蕊，外有心包护卫。心的主要生理功能有主血脉、主神志、主汗液，其华在面，开窍于舌，与小肠相表里。

1. 心的主要生理功能

（1）主血

血即血液，脉管是血液运行的道路，又称"血之府"，血液在脉管内循环灌注、营周不休，主要靠心脏的推动作用。心脏是血液循环的动力器官，是人体的循环中枢。心脏在人的一生中有规律地、不歇止地跳动（收缩与舒张），从而维持血液循环不息。故《黄帝内经》说："心主身之血脉。"主血脉是心脏的重要生理功能。人是一个有机整体，需要经常进行新陈代谢，既需要各种营养物质，同时又产生多种代谢产物。机体正是通过血液循环而取得代谢原料，并通过血液循环排除代谢产物。心脏有规律地收缩和舒张，推动血液按一定方向在脉管内流行，从而维持各脏腑组织器官的正常生理活动。

（2）主神志

神是人体生命活动的总称，有广义和狭义之分。广义的神，是指整个人体生命活动的外在表现；狭义之神，是指心所主之神志，即人的精神、意识、思维活动。据现代生理学的认识，人的精神、意识、思维活动属于大脑的功能，即大脑对外界客观事物的反映。而祖国医学则认为人的思维活动与五脏有关，且主要与心有密切的关系。如《灵枢·邪客》说："心者，五脏六腑之大主也，精神之所舍也。"《灵枢·本神》说："所以任物者谓之心。"任，即担任、接受的意思。这说明接受外界事物而产生思维活动的过程，是心的生理功能。

（3）主汗液

古人有"五液"之说，汗为五液之一，乃心之液。《黄帝内经》说："腠理发泄，汗出溱溱，是为津。"汗的排出又由腠理开合所决定。腠理开合失常，过闭则无汗，过开则自汗、盗汗，腠理之开合有赖于卫气之调和。

津液是血液的重要组成部分，故"汗血同源"，发汗过多可以耗津伤血。反之，津亏血弱之人，汗源不足，不宜发汗，这就是"夺血者无汗，夺汗者无血"的道理。

（4）心与其他组织器官的关系

其华在面：心主血脉的生理功能，除能在脉搏上表现出来以外，还可表现在面部上。面部的脉络最为丰富，皮肤薄嫩，易于观察，所以心的气血盛衰可以表现于面部。《素问·六节脏象论》："心者……其华在面。"所谓华，即荣华、精华之意。心的气血旺盛，则面色红润而有光泽；心气不足，心血亏少，则面色白而无华；若心血暴脱，则面部色泽的改变更为明显。正如《灵枢·决气》说："血脱者，色白，夭然不泽。"至于各种原因引起的心血瘀阻，又常可见到面色青紫、口唇暗等表现。

开窍于舌：心位于胸中，心经的别络上通于舌，因而心的气血上通于舌，如《灵枢·脉度》说："心气通于舌，心和则舌能知五味矣。"心开窍于舌，即心的精气上通于舌，保证舌的营养供应，维持了舌的正常功能。如果心有了病变，亦易于从舌体上反映出来。例如，心血不足，则舌质淡白；心火上炎，则舌尖红或舌体糜烂；心血瘀阻，则舌质紫暗或出现瘀斑；热入心包或痰迷心窍，则见舌强语謇。

2. 心在美容祛斑中的应用

心主血，其华在面。面部的血管最为丰富，故面部色泽的变化最能反映心功能是否正常。如心之气血充盛，血脉通畅，则面色红润，富有光泽；心之气血不足，则面部供血不足，失其濡养，表现为面色白而无华；心阳虚衰而血脱者，则面色苍白如白纸；心血瘀阻者，则见面色青紫等。

心主神志，血为神之物质基础，心之气血是否充盛，可影响人的精神状态、面色、眼神、言谈举止等。心之气血不足，则睡眠欠佳，容颜易衰老，或发生色斑等损容性疾病。

以上病症均从心论治。在美容祛斑的应用中，常用补心气、养心血的中药组方；针灸常取心俞、膈俞、血海、气海、足三里、三阴交、神门等腧穴，或循经取手厥阴心包经、手少阴心经的腧穴；养生保健时，可配合补心养血的食物食疗。

（二）肺

肺位于胸中，上接咽喉，开窍于鼻，与外界相通。其主要生理功能是主气，司呼吸，主宣发肃降，主皮毛，为一身之气，通调水道，下输膀胱，与大肠相表里。

1. 肺的主要生理功能

（1）主气，司呼吸

指肺的呼吸功能以及肺在宗气生成和调节方面的功能与作用。肺是体内外气体交换的场所，自然界里的清气被吸入，体内的浊气被呼出，主要是通过肺的运动来完成的，由于肺有宣有降，气就能呼出、能吸入，而且通过吐故纳新，又调节着气的升降出入，使气道通畅，呼吸均匀。肺主气，除了指肺为气体交换之场所及肺的呼吸功能外，肺还主一身之气，与人体真气的生成有关。肺吸入的清气是生成真气的重要组成部分。《黄帝内经》中说："真气者，所受于天，与谷气并而充身者也。"说明真气一方面来源于肺吸入的自然界空气，另一方面则来源于脾摄入食物中的营养物质，两者与肾中之精气相结合，而组成人体的真气，以充养全身。

（2）主宣发与肃降

宣发，是宣布、发散之意。肃降，是清肃、洁净、下降之意。宣发和肃降，是肺气功能活动的两个既矛盾而又相辅相成的方面。宣发的具体功能，是将元气、津液、水谷精微布散至全身，外达肌肉皮肤，无处不到，排除体内的浊气，宣发卫气于肌表，以发挥其屏障作用，通过出汗与呼气以调节水液代谢，祛除肺和呼吸道的浊痰。肃降的具体功能，是吸入自然界的清气，使吸入的清气和由脾转输至肺的津液及水谷精微下行布散，以保证吸入的清气为人体所用，代谢后无用的水液得以"下输膀胱"，并肃清肺和呼吸道的异物，以保证呼吸道的清洁。

（3）朝百脉

指全身的血都通过脉而聚会于肺，通过肺的呼吸，进行体内外清浊之气的交换，然后将富含清气的血液输送于全身。此外，虽然心脏的搏动是血液在脉中循环运行的基本动力，但还必须靠肺的协助，这是因为，肺有主气、司呼吸的功能，肺吸入的自然界清气与脾胃运化而得的水谷之精气结合，能生成宗气，而宗气有"贯心脉"以推动血液运行的作用。所以，肺朝百脉的功能，实际上是肺协助心脏推动血液运行的作用。

（4）通调水道，下输膀胱

肺在水液调节中所起的作用，叫做"通调水道"。肺的宣发功能助脾将吸收的津液及水谷精微运输至周身皮毛，供生命活动所需。人体多余的水液排除有四条途径，即尿液、汗液、呼吸和大便，其中以汗液和尿液排出为主。而汗液、尿液及气道的排水均与肺的功能密切相关，如汗的排除由腠理的开合调节，而腠理的开合是受肺气的控制，肺的呼出之气中亦可排出部分水分。尿是水液外泄的主要途径，由于肺气的肃降，使水气下归于肾，再经肾的气化作用，一部分蒸腾上行，一部分下流膀胱，成为尿液而排出体外。《黄帝内经》中说："饮入于胃，游溢精气，上输于脾，脾气散精，上归于肺，通调水道，下输膀胱。"概括了水液的代谢过程。

（5）主皮毛，为一身之表

"皮毛"为一身之表，包括皮肤和汗腺、毫毛等组织，有分泌汗液、润泽皮肤和抵御外邪等功能。皮毛的这些功能，依赖于流布在皮毛的卫气作用，而卫气之所以能发挥这些作用，主要依靠肺气的宣发。由于肺与皮毛关系密切，故《黄帝内经》说："肺之合皮也，其荣毛也。"

（6）开窍于鼻

鼻是呼吸的通道，故称"鼻为肺窍"，鼻的通气功能正常与否及嗅觉的灵敏程度，均依赖于肺气的作用，肺气和，呼吸利，嗅觉亦灵，故有"肺气通于鼻，肺和则鼻能知臭香矣"之说。

2. 肺在美容祛斑中的应用

肺主气，真气在此生成，若肺气不足，正气虚弱，则面色不荣而㿠白，面容易衰老，应补益肺气。

肺主宣发与肃降，一是将卫气与精液宣布于肌肤，以充养肌肤，温煦肌肉，若失宣降，则肌肤失养，面色不华，或干燥憔悴；二是通过肃降，将痰浊水液等废物排出体外，若肺失清肃，则痰饮内停，上损面容，发生色斑等损容性疾病，应治以宣降肺气。

肺主皮毛，为一身之表。一方面，使卫气布散于皮毛，可使皮肤汗孔开合正常，亦可顾护肌表以防外邪入侵；另一方面，对肌肤起濡养作用。若卫气不足、营卫不和，则易致皮肤衰老，或致生损容性疾病，治以补益肺气，调和营卫，扶正祛邪。

肺开窍于鼻，鼻是外邪入侵之通道。外邪犯肺、肺热壅盛等，可致生酒渣鼻等损容性疾病，治疗从肺着手。

在美容祛斑的应用中，常用补肺气、养肺阴、宣降肺气的中药组方；针灸常取肺俞、风门、气海、曲池、列缺等腧穴，或循经取手太阴肺经及与其相表里的手阳明大肠经的腧穴。养生保健时，可配合补肺、清肺的食物食疗。

（三）脾

脾位于中焦，它的主要功能是运化、升清、统摄血液，与胃相表里。

1. 脾的主要生理功能

（1）主运化、升清

脾主运化是指脾有主管消化饮食与运输水谷精微和水湿的功能。饮食入胃，经胃和脾的共同消化作用，将其中的水谷精微通过脾的运输，布散于肺而输送到全身，以营养五脏六腑、四肢百骸及皮毛、筋肉等组织器官；将水液输布周身，并将代谢后的水液运化到肾，经膀胱排出体外。脾功能强健，称为"脾气健运"。脾的功能特点是以上升为主，所谓"脾气主升"即指此言。脾之所以能将水谷精微上输于肺，再通过心肺作用而化生气血以营养全身，就是因为脾有升清功能，所谓"升清"是指精微物质的上升与输布。

（2）主统血

脾有统摄血液的作用，使血液运行于经脉之中，不至于溢出经脉之外。脾能统血是因为脾为气血生化之源，而气能摄血。如《金匮要略》说："五脏六腑之气，全赖脾气统摄。"

（3）主四肢、肌肉

肌肉依靠脾运化水谷精微而获得营养。脾气健运，消化吸收功能强，则肌肉丰满。《黄帝内经》说"脾主肌肉"，即为此意。《黄帝内经》："脾病而四肢不用，何也？""今脾不能为胃行其津液，四肢不得禀水谷气，气日益衰，脉道不利，筋骨肌肉，皆无气以生，故不用焉。"

四肢，又称四末，人体四肢的功能活动必须依赖于脾气输送营养，当脾气健旺，升清之气布流全身，营养输送充足，则肌肉丰满有力，四肢刚劲矫健而灵活。

（4）开窍于口，其华在唇

脾开窍于口，说明人体的饮食、口味等与脾的运化功能有密切关系。

脾气健旺，消化功能正常，食欲就旺盛，口味也正常；若脾失健运，则可出现食欲不振，厌食，口淡乏味等。如果脾为湿困，可见舌苔滑腻，口中多津，口腻发甜，所以《黄帝内经》中说："脾气通于口，脾和则口能知五谷矣。"

脾为气血生化之源，主肌肉，开窍于口。因此，口唇也常反映脾主运化水谷的盛衰。若脾气健运，血液来源充足，肌肉丰满，则口唇红润光泽。

2. 脾在美容祛斑中的应用

脾为后天之本，运化水谷精微，以营养五脏六腑、四肢百骸、皮毛筋肉等组织器官。若气血生化不足，营养缺乏，则面色枯黄无华，精神萎靡，肌肉瘦削，皮肤粗糙，四肢乏力。

脾主运化水湿，若脾失健运、水湿内停，而生痰饮等病理产物，上犯面部，则面部浮肿，或发生色斑等损容性疾病。

脾主肌肉，若脾虚则肌肉松弛无力，易出现眼睑下垂、面部皱纹等。

脾开窍于口，其华在唇，气血不足，口唇失养，则见口淡无味或口角流涎，口唇淡白不华甚至萎黄干裂等。

以上病症均从脾治之，在美容祛斑应用中，常用补脾、健脾、醒脾、利湿等中药组方；针灸常取脾俞、胃俞、关元、中脘、足三里、三阴交等腧穴，或循经取足太阴脾经及与其相表里的足阳明胃经的腧穴。在养生保健时，可配合补脾健脾、利湿的食物食疗。

（四）肝

肝位于膈下，右肋之内。主要生理功能为主疏泄、主藏血，开窍于目，主筋，其华在爪，与胆相表里。

1. 肝的主要生理功能

（1）主疏泄

肝主疏泄，指肝对人体的气机有疏散、宣达的功能，主要关系到全身气机调畅，具体体现在调畅情志和促进消化吸收两方面。

情志活动是神的表现之一，而神是精气的外在表现。人的精神情志活动除了由心所主外，与肝的疏泄功能密切相关，只有肝的疏泄功能正常，气机通畅，人体才能较好地协调自身的精神情志活动，表现为气血平和，心情舒畅。如果肝失疏泄，气机不调，就可引起情志异常变化。

肝的疏泄功能不仅可调畅气机，协助脾胃之气的升降，而且还可以促进胆汁的分泌，有助于水谷消化。因此，肝主疏泄是保持脾胃正常消化功能的重要条件。如果肝失疏泄，可影响到脾胃的消化和胆汁的分泌、排泄，从而出现消化不良的功能病变。肝主疏泄，调畅气机，还有利于三焦发挥疏通水道的作用。

（2）主藏血

肝主藏血，指肝具有储藏血液和调节血流量的功能。人体各部分所需血量随其不同的生理情况而改变：当人体休息或睡眠时，机体的需血量减少，血液归藏于肝；当劳动或工作时，机体的需血量增加，肝脏就排出所储存的血液，以供机体的需要。由于肝脏对血液有调节作用，所以人体脏腑组织各方面的活动都与肝脏功能密切相关。

（3）主筋，其华在爪

筋膜是一种联络关节、肌肉，专司运动的组织。肝主筋，是指筋膜只有得到肝血的滋养，才能维持正常的运动。肝血充足，筋膜有所养，则肌肉、关节活动自如；肝血的盛衰还可以影响爪甲的荣枯变化。"爪为筋之余"，肝血充足，则筋强力壮，爪甲坚韧，红润光泽；肝血不足，则筋软无力，爪甲多薄而软，枯而色夭，易于变形或脆裂。

（4）开窍于目

目只有得肝血的滋养才能发挥正常的视觉功能。肝血充足，则视物清晰，目光敏锐；肝血亏虚，则两目干涩，视物昏花；肝经风热，可见目赤痒痛；肝风内动，可见两目上视或斜视等。

2.肝在美容祛斑中的应用

肝主疏泄，一有疏泄气机、调畅情志的作用，若肝失疏泄，则心情郁闷、愁眉苦脸；气机不畅，则精神活动异常，气血不调，出现面色晦暗、面部色斑等。二有疏泄肝胆，助胃消化吸收的作用，若肝失疏泄，胆汁的分泌、排泄异常，胆汁淤积，则出现面色发黄，甚至面色黄染；胆汁排泄不畅，则消化不良，进而影响面容。

肝主藏血，若肝血不足，则面色不华；肝血瘀滞，则面部易生色斑及皱纹；肝为女子之本，与月经、孕育、内分泌等有着密切的关系。若肝血不足，冲任失调，则出现月经不调，不孕不育，面色不华，黄褐斑等。

肝主筋，其华在爪，若肝的疏泄失常，肝血不足，则影响筋的运动而筋弱无力、屈伸不利，甚则肢体震颤、面肌痉挛等；肝血不足，爪甲失养，则爪甲软弱，甚至变形、脆裂。

肝开窍于目，肝受血则目能视，若肝之气血不足，则两目干涩，视物不清，两眼无神。

以上病症均从肝论治。在美容祛斑的应用中，常用养肝、保肝、疏肝利胆、理气化瘀的中药组方；针灸常取肝俞、胆俞、期门、阳陵泉、太冲等腧穴，或循经取足厥阴肝经及与其相表里的足少阳胆经的腧穴。在养生保健时，可配养肝、疏肝、利胆、理气的食物食疗。

（五）肾

肾是人体生命的根源，称之为"先天之本"，其经脉络膀胱，与膀胱相表里，在体合骨，开窍于耳；其功能主藏精，为男女发育生殖之源；主骨生髓，主纳气，主水液，以维持人体水液代谢。听力及前后二阴皆为肾所司，其华在发。

1. 肾的主要生理功能

（1）主藏精，主生长、发育与生殖

肾藏精的"精"从内容上讲含义有二：一是指"脏腑之精"，指五脏六腑化生出来的精气，包括精、血、津液等，是维持生命活动、滋养人体各部组织器官、促进生长发育的根本物质；二是指"生殖之精"，为人类繁殖的物质基础，与男子的精室、女子的胞宫和任脉有关。

肾藏精的"精"从形式与来源讲，含义也有二：一是指先天之精，来源于父母；二是指后天之精，来源于脾胃，通过脾胃运化而生成水谷之精气，及脏腑生理活动化生之精气，用于生命代谢，有余部分藏于肾。肾所藏先天之精，必须有后天之精的充养，才能不断充实并继续发挥其作用。《黄帝内经》中说："肾者主水，受五脏六腑之精而藏之。"说明肾精需靠五脏六腑之精气的不断充养。

人的生殖能力和生长发育过程，主要是由肾的精气所决定的。《黄帝内经》中说："女子七岁，肾气盛，齿更发长；二七而天癸至，任脉通，太冲脉盛，月事以时下，故有子；三七，肾气平均，故真牙生而长极；四七，筋骨坚，发长极，身体盛壮；五七，阳明脉衰，面始焦，发始堕；六七，三阳脉衰于上，面皆焦，发始白；七七，任脉虚，太冲脉衰少，天癸竭，地道不通，故形坏而无子也。丈夫八岁，肾气实，发长齿更；二八，肾气盛，天癸至，精气溢泻，阴阳和，故能有子；三八，肾气平均，筋骨劲强，故真牙生而长极；四八，筋骨隆盛，肌肉满壮；五八，肾气衰，发堕齿槁；六八，阳气衰竭于上，面焦，发鬓颁白；七八，肝气衰，筋不能动，天癸竭，精少，肾脏衰，形体皆极；八八，则齿发去……筋骨懈堕，天癸尽矣，故发鬓白，身体重，行步不正而无子耳。"

（2）主水液

肾为水脏，主水液，是指肾在水液代谢中起主导作用。肾中精气的蒸腾气化，对于体内水液的输布、排泄以及维持体内津液代谢的平衡，起着极为重要的作用。由于肾与膀胱相表里，肾中精气之蒸腾气化控制膀胱开合以排尿，所以说，肾主水液。如果肾主水液的功能失调，水液代谢失常，既可因"关门不利"而出现尿少、水肿等症，又可因"关门失约"而出现小便清长、尿量明显增多等症。

（3）主纳气

人体的呼吸运动，虽主要为肺所主，但必须依赖于肾的纳气作用，才能使呼吸保持一定的深度，从而使肺吸入的清气下达丹田，肺、肾之气相接，保证体内外正常气体的交换。肾的纳气功能，实际上是肾的封藏作用在呼吸运动中的具体体现。肾的纳气功能正常，则呼吸均匀和调。如果肾的纳气功能减退，呼吸就表浅，可出现动则气喘、呼多吸少等症，称为"肾不纳气"。故有"肺主出气，肾主纳气""肾为气之根"之说。

（4）主骨，生髓，其华在发

髓，分为骨髓和脑髓，为肾精所化生。肾主藏精，精生髓，髓聚于骨中，滋养骨骼，骨得以生长。因此，肾精充足，则骨髓生化有源，骨骼就有充分的营养供应而坚固有力。脊髓上通于脑，脑为髓居而成，精髓充足，髓海充满，脑的功能就健旺，人的精力就充沛，反应灵敏，记忆力强，听觉灵敏，牙齿坚固，头发乌黑有光泽，身体也轻快有力。

头发为肾之外华，又称"发为血之余"。肾精及阴血充沛，则发之濡养有源，发乌、润泽、茂密、光亮。若肾精或阴血不足，则发易落、发脆、早白、稀疏。

（5）开窍于耳

耳是听觉器官，听觉的灵敏与否，与肾中精气的盈亏有密切关系。肾精充足，髓海得养，则听觉灵敏，分辨力较高。正如《黄帝内经》中说："肾气通于耳，肾和则耳能闻五音矣。"反之，肾精虚衰，髓海失养，可见听力减退、耳鸣甚则耳聋，故"肾开窍于耳"。

2. 肾在美容祛斑中的应用

肾主藏精，是人体生命活动、生殖发育的物质基础，关乎人的生、长、壮、老、已。人幼年到衰老都与肾精有关，面部也是如此，如幼年时面容娇嫩，青年时面容最好，中年时面容开始衰退，头发开始花白，或生皱纹，老年时面容显得憔悴衰老，面部皱纹增多，发白等。若肾精亏损，则人的各种机能减退，出现精神疲惫，早衰，容颜无华，或产生色斑等损容性疾病。

肾主水液，在水液代谢中起重要作用，若肾精不足、面部失养，则面容枯燥，面显肾之本色而晦黯；若肾气不足，气化无力，水湿内停，上犯面部，则生色斑等损容性疾病。

肾主骨，生髓，通于脑，骨、髓、脑均需肾精的濡养。若肾精亏虚，则骨弱无力；脑髓空虚，则思维迟钝，记忆力减退；髓不能化生精血，又可引起其他脏腑功能减退；精血不足，则面部失养，容颜早衰等。

肾开窍于耳，若肾气与肾精不足，则听力减退，甚则耳鸣耳聋，从而影响面部而呆板无神。

以上病症均可从肾论治。在美容祛斑的应用中，常用补肾、养肾、补精髓的中药组方；针灸常取肾俞、命门、膀胱俞、关元、三阴交、太溪等腧穴，或循经取足少阴肾经或与其相表里的足太阳膀胱经的腧穴。在养生保健时，可配补肾、养肾、益精、利水的食物食疗。

二、六腑

六腑，是胃、胆、小肠、大肠、膀胱、三焦的总称。它的生理功能是受纳和腐熟水谷，传化精微，排泄糟粕。故《黄帝内经》说："六腑者，传化物而不藏，故实而不能满也。"六腑是以通为用的，饮食物的摄入，首先经过唇（飞门）、齿（户门），从口腔通过会厌（吸门）进入食管，经胃（贲门）从其下口（幽门）出，进大、小肠（阑门），吸收其精微，将糟粕从肛门（魄门）排出体外。《难经》中称为"七冲门"，只有七冲通畅，才能保持六腑的畅通。

"六腑以通为顺""以通为用"。通和降是正常的生理现象，凡太过或不及，就会产生病变。

（一）胃

胃又称为胃脘，分上、中、下三部，胃的上部称上脘，包括贲门；胃的中部称中脘，即胃体的部位；胃的下部称下脘，包括幽门。胃有受纳和腐熟水谷的作用。

1. 胃的主要生理功能

（1）主受纳水谷

胃主受纳，是指胃具有接受和容纳饮食物的作用。饮食物摄入，经口腔、牙齿和舌的咀嚼搅拌，以及会厌的吞咽，由食道进入胃中。故中医学又称胃为"水谷之海""仓廪之官"等。胃之受纳水谷，为人体的营养之源，胃的受纳功能强健，则机体化源充足，气血旺盛。

（2）主腐熟水谷

腐熟，是指对食物的濡磨和消化作用。饮食物进入胃以后，在胃中停留一定的时间，经胃进行初步消化后，一部分水谷精微经胃的"游溢精气，上输于脾"，脾"为胃行其津液"而输布至肺及全身；一部分食物则由胃的通降作用，下传到小肠，被进一步消化和吸收。胃的腐熟功能正常，则饮食水谷得以消化，气血精微得以化生，各脏腑组织得以营养。

（3）以降为和

饮食物入于胃，经胃的腐熟后，必须下行至小肠，进一步消化和吸收。这个消化过程就是食物从上向下运输的转变，最终将糟粕排出体外。在这个过程中，胃是非常重要的，只有胃气和降，才能完成此过程。如果胃失和降，不但影响胃的受纳、消磨作用，使饮食物不能下降或停滞胃脘，出现不思饮食、胃脘胀满、大便秘结不通等症，还会出现胃气上逆，进而引发恶心、呕吐等症。

2. 胃在美容祛斑中的应用

胃主受纳与腐熟水谷，为人体气血与各种营养物质的来源。胃的功能正常，水谷得以消化，气血津液得以化生，各脏腑组织器官得以营养，则机体强壮，面容红润，富有光泽。若胃气不足，胃失和降，则各脏腑功能也会受到影响，出现面容衰老和面部色斑等损容性疾病。

在美容祛斑的应用中，第一要做到饮食有节、细嚼慢咽，以免伤害胃腑；第二，常用养胃、健胃、降气的中药调理治疗；第三，多吃一些养胃的食物，如山药、鸡胗、猪蹄、木瓜、佛手瓜、白萝卜、白扁豆、薏米、白术、生姜、大枣等；第四，经常按摩胃部，适量运动，以增强胃功能和面部气血循环；第五，针灸常取胃俞、中脘、足三里、三阴交等腧穴，或配面部腧穴。

（二）胆

胆为六腑之一，又称奇恒之腑，呈囊形，附于肝。胆有贮藏和排泄胆汁、主决断的作用。

1. 胆的主要生理功能

（1）贮藏和排泄胆汁

胆汁生成于肝，贮藏于胆，由于肝的疏泄作用，胆汁排于肠中，以促进食物的消化。若肝气郁结而失于疏泄，则胆汁排泄不利，进而出现胸胁胀满、食欲下降、厌食油腻、腹胀便溏等症；若肝的疏泄太过，肝气横逆或肝火上炎，亦可引起胆汁上逆，除见胸胁胀满外，还可见口苦、呕吐苦水等症状。若湿热蕴结于肝胆，胆汁外溢于肌肤，则可见黄疸，以目黄、身黄、尿黄为特征。相反，胆汁排泄不利，又可引起肝病。

（2）主决断

《黄帝内经》中说："胆者，中正之官，决断出焉。"是指胆气和人的精神情志活动有一定的关系，能作出决断，对于防御和消除某些精神刺激（如突然受惊）的不良影响，以维持和控制人体气血的正常运行，促进脏腑功能的协调，有着重要的作用。人们常说的"胆大""胆小""吓破了胆"，都与此有关。临床上常见的惊悸、失眠、多梦等精神症状，都是由于"心虚胆怯"而引起的，常从胆治疗有效。

2. 胆在美容祛斑中的应用

胆主贮藏和排泄胆汁，胆汁在肝的疏泄作用下排入胃与肠，以促进消化，特别是参与对油脂的消化。若肝失疏泄，胆汁排泄障碍，则见消化不良，营养吸收不良，进而影响面容。若胆汁淤积，则见面黄、黄疸等。

胆主决断，与人的精神活动有关，对脏腑与面容也有一定影响，如胆虚者，易担惊受怕等。

在美容祛斑的应用中，第一，要调情志，节饮食，以免伤害脏腑；第二，经常按摩胁肋部与阳陵泉，有疏肝利胆的作用；第三，常用疏肝利胆的中药调理；第四，常吃一些疏肝利胆的食物，如动物的肝脏、木瓜、佛手瓜、苦瓜、青笋、甘蔗等；第五，针灸常取肝俞、胆俞、阳陵泉、膻中、太冲等。

（三）小肠

小肠是一个较长的管道通路，位于腹腔，上接幽门与胃相通，下接阑门与大肠相连，与心相表里。小肠有受盛、化物和分清泌浊的作用。

1. 小肠的主要生理功能

（1）主受盛、化物

《黄帝内经》中说："小肠者，受盛之官，化物出焉。"小肠接受经胃初步消化的饮食物，进行进一步消化和吸收，并变化为清、浊两部分。若小肠受盛与化物功能失常，则出现腹胀、腹泻等症状。

（2）分清泌浊

小肠有分清泌浊的作用。所谓清者，即通过小肠的消化作用而产生的精微物质（多种营养），通过脾的运化作用，上输心、肺而散布周身。所谓浊者，应包括两部分，一部分为饮食物被消化和吸收后的糟粕，下注大肠而变成大便并排出体外；另一部分为多余无用的水液，经肾脏渗入膀胱而变为尿液并排出体外。小肠分清泌浊的功能正常，则水谷精微与糟粕各走其道，水谷精微由脾输布，小便通利，大便正常。若分清泌浊功能失常，则营养不能吸收，水液与糟粕不能下降，出现疲乏无力、泄泻下利、小便短少等症，临床上常用"分利法"（即"利小便而实大便"之法）治疗。

2. 小肠在美容祛斑中的应用

若小肠功能失调，不能分清泌浊，则会出现腹泻及小便短少等症状，久之也会影响精微的吸收而导致面容不华。

在美容祛斑时，第一，要重视饮食调养，做到定时定量，不要暴饮暴食，多食蔬菜，忌过食辛辣与生冷，慎防小肠受凉；第二要多做腹式呼吸，促进肠蠕动，增强小肠的消化吸收功能；第三，根据辨证，服用调理小肠功能的中药治疗；第四，针灸常取小肠俞、上下巨虚、气海、关元等腧穴。

（四）大肠

大肠居于腹中，上口在阑尾处连接小肠，下端紧接肛门，主要起传导糟粕的作用。长期大便秘结，毒素不能及时排除，可损伤面容或生面部色斑。在美容祛斑时，要始终保持大便的通畅。在饮食方面，多食纤维食物，如粗粮、青菜、胡萝卜、鲜豆类、红薯等；多运动或做提肛运动，经常按摩腹部，以增强大肠的蠕动；针灸时常取大肠俞、支沟、天枢、上下巨虚等穴。

（五）膀胱

膀胱位于小腹中央，有储尿、排尿的功能。若膀胱气化不利，开合失司，则小便不利或癃闭，以及尿频、尿急、尿失禁等；若膀胱功能失调日久，水湿不化而停滞，上损面部，则面容不华，或生色斑等损容性疾病。

在美容祛斑时，第一，要适量饮水，促进代谢物的排出，同时养成良好的排尿习惯，及时排尿，不要长时间憋尿，以免影响膀胱功能；第二，有膀胱功能失调时，可用中药、针灸等法及时治疗，以免日久损伤面容。

（六）三焦

三焦是上焦、中焦、下焦的合称，为六腑之一。它是人体气机升降出入的通路，也是人体气化的场所，又是水液代谢的通道，与各个脏腑共同完成水液的代谢。在美容祛斑的应用中，可结合相关脏腑的生理病理进行论治。

第四节　气血津液学说

气、血、津、液是构成人体的基本物质，由脏腑功能所化生，又是脏腑、经络、组织器官进行生理活动的物质基础。由于它们都是生理活动的产物，又共同协作维持人体生命活动，所以彼此之间是密不可分的。了解气、血、津液的化生与性能，及其相互之间的关系，对进一步掌握脏腑的生理、病理和临床辨证，都有十分重要的意义。

一、气

在古代，气是人们对自然现象的一种朴素的认识，古人认为气是一种极细微的物质，是构成各种事物的本源，宇宙间的一切事物都是由气的运动变化而产生的。东汉王充在《论衡》中说："天地合气，万物自生。"何休在《春秋公羊传解诂》中说："元者，气也，无形之气，有形以分，造起天地，天地之始也。"这种朴素的唯物观也渗透到医学领域里，认为人体也是由气所构成的，所以《黄帝内经》说："人以天地之气生"，"天地合气，命之曰人"。

有人问，气是什么？答曰：气是维持人体生命活动的基本物质，是不断运动着的具有很强活力的精微物质。有人认为气不存在，它真的存在么？回答是肯定的，气无处不在，但用肉眼无法观察到，只能通过人的感官根据事物的各种变化或人体的生命活动而感觉到它的存在。《难经》中说："气者，人之根本也。"意思是说，气不仅构成人体，也是生命活动的物质基础，并以气的变化来阐述人的生理功能和病理变化。

中医所讲的气有两个方面的含义，一是指构成人体和维持生命活动的精微物质，如先天之精气、水谷之精气、呼吸之气等；二是指一个生生不息的有机体，生命的存在即在于它不断与周围环境进行新陈代谢，而这种物质交换式的新陈代谢，又必须依靠气的各种功能活动，二者密不可分，所以气是物质的，又是功能的。

1. 气的生成

气源自先天与后天，故有先天之气与后天之气之分。由先天之精化生而来的气为先天之气，又称元气，是生命活动的原动力；由后天水谷精微化生而来的气，则成为后天之气，又称真气或正气，是人体生命的源泉。《黄帝内经》说："真气者，所受于天，与谷气并而充身者也。"故人体的生命活动中，先天之气与后天之气是相互依存而不可分割的。

《黄帝内经》说："气之不得无形也，如水之流……其流溢之气，内溉脏腑，外濡腠理。"可见，气是以"如水之流"的形式存在于体内并发挥生理作用的。

由于气的来源与分布有所不同，其功能也不相同。中医常将气归纳为元气、宗气、营气、卫气等。

2. 气的分类

（1）元气

元气，又称"原气""真气"，有原始、基本的意思。所以，元气是人体诸气中最重要、最根本的气。元气发源于肾，由先天之精化生而来，藏于丹田。元气依赖后天水谷精微之气的补充和滋养，通过三焦分布全身，内至脏腑器官，外达腠理肌肤，无所不到。《黄帝内经》说："真气者，所受于天，与谷气并而充身者也。"《难经》说："脐下肾间动气者，人之生命也，十二经之根本也，故命曰原。三焦者，原气之别使也，主通行之气，经历于五脏六腑。"可见，元气不仅有"与谷气并而充身"的作用，人体各脏腑组织只有得到元气的激发才能各自发挥其不同的功能，从这个意义上来讲，元气可谓人体生命的原始动力。因此，元气越充沛，脏腑功能越强健，身体就健康少病。《金匮要略》说："若五脏元气通畅，人即安和。"反之，如先天禀赋不足，或先天受损，则会出现元气衰弱、脏腑功能低下而产生病变。因此，元气是否充沛，是人体健康与否的重要保证。

（2）宗气

宗气积于胸中，由饮食水谷所化生之气与吸入的自然界清气结合而成，称为"上气海"（即膻中），是全身之气运行输布的本始。《黄帝内经》对其功能进行了描述："宗气积于胸中，出于喉咙，以贯心脉，而行呼吸焉。"意思是说，宗气能推动肺的呼吸和心血的运行。通过心尖部位的搏动可观察宗气的盛衰，呼吸、语言、声音的强弱及肢体的活动能力均与宗气有关。所以，宗气有"动气"之说，《读医随笔》中说："宗气者，动气也，凡呼吸声音，以及肢体运动，筋骨强弱者，宗气之功用也。"

（3）营气

宗气灌注于血脉中的营养之气为营气，它循行于脉中，为血液的组成部分，营运周身并发挥其营养推动作用。《黄帝内经》中说："营者，水谷之精气也，和调于五脏，洒陈于六腑，乃能入于脉也，故循环上下，贯五脏络六腑也。"可见，营气与血液的作用密不可分，故有营血之称。

（4）卫气

卫，有"卫护""保卫"之意。宗气宣发于脉外的气为卫气，其性彪悍滑疾，善于走散，达于体表，温润皮肤，滋养腠理，司汗孔之开阖，以护卫肌表，防御外邪，故称卫气。《黄帝内经》说："卫气者，所以温分肉，充皮肤，肥腠理，司开阖者也。"当外邪侵入机体时，卫气卫外而抗邪，临床常见恶寒、战栗、汗毛竖起等症。卫气胜邪，则恶寒解，邪退病除；反之则寒热不去，疾病由浅入深并进一步发展。还有一部分人卫气不足，卫外不固，经常会出汗，反复感冒。

（5）脏腑之气

气行于脏腑者，称为脏腑之气。如脏有肺气、心气、肝气、脾气、肾气；腑有胃气、胆气、大小肠之气、膀胱之气、三焦之气。各脏腑之气，均是本脏腑功能的动力，它维持了脏腑的正常生理功能。若脏腑之气不足，则会导致脏腑功能的衰退而产生一系列的病理现象：如肺气不足，就会出现呼吸无力而气短；心气不足，则见心慌气短、汗出等。

3. 气的运行

气是一种活动能力很强的精微物质，它处于不断运动的状态之中，输布于全身，无处不在。气的运动是人体生命活动及脏腑功能活动的体现，气的运动称为"气机"。

气的类型不同，有着不同的运动形式，但"升降出入"则是各种气运动的基本形式。《黄帝内经》说："升降出入，无器不有。"

气的升降出入，是通过各个脏腑的功能活动和脏腑之间的相互协调来完成的。一旦升降失调，出入不利，就会导致气的运行阻滞或逆乱。这种脏腑经络、上下内外的协调统一与平衡被破坏，就会产生多种病症，如肝气郁结而横逆，胃气上逆，脾气下陷，肺不肃降，肾不纳气等。所以，《黄帝内经》说："百病生于气也。"在临床上也常以治气为首。《医方考·气门》说："良医以气为首务也。"《黄帝内经》中说："非出入，则无以生、长、壮、老、已；非升降，则无以生、长、化、收、藏。"指出气的升降出入一旦停止，生命活动也将结束。

4. 气的功能

气是维持人体生命活动的根本，因其分布的部位不同，各有其功能特点，但概括起来主要有以下几点：

（1）推动作用

人体的生长发育，脏腑的生理活动，血液的循环，津液的输布，都要靠气的激发和推动，方能保持正常。如气虚推动无力，就会导致人体的生长发育迟缓，脏腑功能衰退，血液运行受阻甚至瘀阻，水液的输布与排泄障碍等。故有"气行则血行，气行则水行"之说。

（2）气化作用

气可以化生万物，它将人体的水谷精微转化为气、血、津、液、精，以滋养人体，维持人体的生理功能；又可以将食物的残渣转化为糟粕、二便而排出体外；此外，人体水液代谢、脏腑功能的转化等，都要靠气化作用完成。

（3）温煦作用

《难经》说："气主煦之。"人体之所以能维持正常的体温恒定，主要是靠气的温煦作用的调节。脏腑发挥其生理功能需要的热量，精、血、津、液（温而不凝），均赖于气的温煦。气的温煦作用如同人体的"锅炉"一样，温暖着全身。如果气不能温煦，就会出现四肢不温，畏寒怕冷，脏腑功能衰退，精、血、津液的运行障碍。

（4）防御作用

气能护卫肌表，防御外邪侵入。一是指气能抵御外邪侵入，《医旨绪全》中说："卫气者，为言护卫周身，温分肉，肥腠理，不使外邪侵犯也。"二是指当外邪侵入人体时，气可与外邪相争，以驱邪外出，使之恢复健康。若气虚则防御作用低下，人就会容易生病，预后较差。正如《黄帝内经》中说："正气存内，邪不可干""邪之所凑，其气必虚"，讲的就是气的防御作用。中医的防御功能与现代医学的免疫功能相似，研究证明，某些具有补气功效的中草药有提高人体免疫功能的作用。

（5）固摄作用

固摄，就是固护、统摄的意思。气的固摄作用主要有以下几个方面：一是统摄血液在脉管内运行，而不溢于脉外。如气虚不能统摄血液，则会导致各种出血症状。二是固摄肾精，使其不过度外泄，并可摄纳肾气。如肾气虚则精不能固，则会导致遗精、滑精、早泄等症状；肾不纳气，则会导致呼吸表浅、气短咳喘等症状。三是固摄汗液、尿液、唾液、胃液、肠液等，使其有节制地排出体外，防止体液过度丢失。如不能固摄津液，则会导致自汗、尿频、遗尿、多尿、流涎、泄泻等；又如，气虚不能固摄，则会导致胃下垂、脱肛、子宫脱垂等症状。

（6）营养作用

气对人体具有营养作用，它不仅能"肥腠理""荣四末"，而且能"内注五脏六腑"，营养人体内外上下。《校注妇人良方》中说："荣者，水谷之精，和调于五脏，洒陈于六腑，乃能入于脉也。源源而来，化生于脾，总统于心，藏受于肝，宣布于肺，施泄于肾，灌溉一身。目得之而能视，耳得之而能听，手得之而能握，足得之而能步，脏得之而能液，腑得之而能气。"较为具体地论述了气在人体内的营养作用。

5. 气在美容祛斑中的应用

气是人体生命活动的根本，"气者，人之根本也"，"人之有生，全赖此气"。气的各种功能正常，才能维持人体正常的生理活动，面部也是如此。人们常把"面色"称为"气色"，说明气与面部关系最为密切，因此，气在美容祛斑中具有十分重要的意义。一是气为人体的功能活动与物质基础，气虚则面部功能活动低下，营养物质不足，则面容不华，容颜易衰老，或发生面部色斑等损容性疾病。二是气有推动血液循环与津液输布的作用，气虚、气滞则血瘀、津液不布，可出现面容不华、衰老、皱纹、色斑等。三是气分布于脏腑，称为脏腑之气，维持了脏腑的生理功能，若肺气虚，则面色㿠白，皮肤干枯；心气虚，则面色苍白无华；肝气虚，则面色发青，易生色斑；脾气虚，则面色萎黄，易生皱纹；肾气虚，则面色发黑，易生雀斑等。四是卫气布散于肌表，可温养肌肤，防御外邪的侵袭，若卫气虚，则肌表失养，抵抗力下降，易被外邪侵袭，而面容不华，或发生色斑与损容性疾病。

在美容祛斑的应用中，一是以补气为法，针对不同的气虚类型而补之。如肺气虚者，补益肺气；心气虚者，补益心气；肝气虚者，补益肝气；脾气虚者，补脾健脾；肾气虚者，补益肾气；卫气虚者，补气固表，调和营卫。二是根据辨证，选用相关补气的中药，调理治之，如人参、党参、西洋参、太子参、黄芪、山药、大枣等。三是针灸时，常取补气的腧穴，如膻中、中脘、关元、气海等腧穴；并根据脏腑之不同，配伍相关的背俞穴，如肺俞、心俞、肝俞、脾俞、肾俞等。四是多食具有补气功用的食物，如鸡肉、山药、萝卜、胡萝卜、白扁豆、大枣等。五是要调理气机，以推动气化，如适量运动，使气机流畅；辅以调理法，如调呼吸，守丹田，以培育真气，推动气的运行。

二、血

中医学中的血与现代医学的血液概念比较接近，因为血是肉眼能见到的东西，因而比气的概念易于理解。血由脾胃化生的水谷精微和行于脉中的营气所构成，含有丰富的营养与滋润物质，是构成人体、维持生命活动的基本物质之一。

血流动于脉中，故称脉为"血府"。《脾胃论》中说："脉者，血之府也。"

1. 血的生成

血液生成的物质基础是水谷精微，与营气、津液、精髓相关。

（1）脾胃乃血液生化之源

血液来源于水谷精微物质，经过一定的生理变化而成。《黄帝内经》说："中焦受气取汁，变化而赤，是谓血。"故脾胃为血的生化之源，气血同源。若脾胃虚弱，不能"受气取汁"或不能"化精微为血"，故见血虚证候。

（2）营行脉中，化生血液

营气是行于脉中的营养之气，相当于血液中的有机成分。由于营气能分泌津液，行于脉中与肺之清气相合，变化成红色而为血液。故《黄帝内经》说："营气者，泌津液，注之于脉，化生为血。"

（3）精血相互化生，骨髓有造血功能

肾藏精，精可化为血，精血是相互化生的，故有"精血同源"之说。肾藏精，主骨生髓，肾中的精髓亦可化生血液。故精髓充则血充，若先天之精不足，骨髓不充，则新血不能化生，而见血虚证候。在临床中治疗血虚时，也经常将补血与充精、填髓并用。如治疗再生障碍性贫血时，除用补血药之外，配伍补肾填精益髓之药更能显效。可见，中医"精血同源"的理论与现代医学中骨髓造血功能的含义是相近的。

（4）五脏共同协作，完成生化过程

血由脾胃吸收的水谷精微所化生，脾又有统摄作用，使血行于脉内而不溢于脉外，故脾胃为气血生化之源，且"脾主统血"；血藏于肝，故有"肝主藏血"；肺司呼吸，为血液提供了清气（血氧），故"肺朝百脉"；肾藏精，主骨生髓，使精血互化；心气推动血液循行于脉中，周流全身，故"心主血"。

有了五脏的共同协作，从而完成了血液的生化过程；同时由于心的行血功能，脏腑也得到了润养，进而维持了机体正常的生理功能。

2. 血的循行

血液循行于脉管之中，流布全身，环周不休，运转不息，为各个脏腑组织器官提供丰富的营养，以供其物质与能量的需要。

血液循行的具体走向，正如《黄帝内经》所说："食气入胃，散精于肝……食气入胃，浊气归心，淫精于脉。脉气流经，经气归于肺，肺朝百脉，输精于皮毛。毛脉合精，行气于府。府精神明，留于四脏，气归于权衡……"血的运行，赖于气的推动，以及各脏腑与其他许多器官的共同作用。如心主血脉，肺朝百脉，与清气合并，经肺气的宣发散布于全身。另外，血液的循行还要依赖于脾气的统摄，以及肝的藏血功能和肝气的疏泄功能来调节。因此，其中任何一脏的功能失调，都会导致血液循行的失常。如心气虚，运血无力，则心血瘀阻；脾气虚，统血失调，则导致出血；肝失疏泄，肝气上逆，则血随气涌，可能导致吐血、呕血。

3. 血的功能

血具有营养与滋润作用，为感觉和运动的物质基础，是神（精神活动）的物质基础，又是女子之本。

（1）血有营养与滋润作用

《难经》说："血主濡之。"意思是说，血具有濡润、营养全身的作用。内至五脏六腑，外达皮毛筋骨，灌溉一身，无所不及。如果血虚不足，失去濡润作用，就可出现面色不华、两眼昏花、肢体麻木、关节不利、皮肤干燥等症。

（2）血是感觉和运动的物质基础

《黄帝内经》说："肝受血而视，足受血而能步，掌受血而能握，指受血而能摄"，"血和则筋骨强，关节滑利也"。如果血虚不足，感觉和运动就会失去物质基础，导致功能障碍，甚至痿废不用。

（3）血是神志活动的物质基础

心主血脉而司神明，有"神为血气之性"之说。气充血旺，则神志清晰，精力充沛。故《黄帝内经》说："血者，人之神"，"血脉和利，精神乃居"，以上均指出了神对血的依附关系。血作为物质基础，成就了神的功能活动。如心血不足，肝血亏虚，则不能养神，常见惊悸、失眠、多梦；若血分有热，扰乱心神，则可见神昏谵语、烦躁等症。

（4）血为女子之本

《证治准绳》中说："妇人之于血也，经水蓄而为胞胎，则蓄者自蓄，生者自生。"《赤水玄珠》云："夫血者，水谷之精气也，和调五脏，洒陈六腑，男子化而为精，女子上为乳汁，下为经水。"意思是说，女子以血为本，有了血的滋养，才能有行月经、化乳汁、孕育胞胎的功能，故血是维持女性生理功能的物质基础。如血虚则会出现经少、闭经、月经不调、不孕、乳汁少、早衰等病症，养生保健与治疗多以养血补血为要。

4. 血在美容祛斑中的应用

《难经》曰："血主濡之。"血对脏腑与面部具有滋润和营养的作用，若血液亏虚，则精神不振，面色苍白或萎黄，皮肤干燥，双目无神，爪甲不荣，毛发干枯，或生色斑等；血又为神的物质基础，若血虚，则面容不华而无神，精神疲倦，思维迟钝，失眠等症。

血为女子之本，有行月经，泌乳汁，孕育胞胎的功能。如血虚不足，则月经不调，量少，甚至闭经，乳少，不孕，面容不华而早衰，易生色斑等。

在美容祛斑的应用中，第一要补血养血，从源头做起，因为脾胃为后天之本，气血生化之源，故调理好脾胃功能，可使气血生化充足，第二要养好肾精，因为精血转化，精生髓，骨髓能造血，才能相互化生，相互补充，使精足血充。可服用具有补血、养血功效的中药，如熟地、当归、白芍、阿胶、何首乌、丹参、龟板胶、鹿角霜、鸡血藤、大枣等，在补血的同时，配具补气作用的黄芪、党参等，因为气能生血。还可常食具有补血养血功效的食物，如羊肝、猪肝、黑木耳、菠菜、胡萝卜、甲鱼、海参、乌鸡、黑豆、黑芝麻、大枣等。针灸时，常取心俞、膈俞、脾俞、肾俞、血海、足三里、三阴交等腧穴。

三、津液

1. 津液的生成与输布

津液来源于饮食水谷，通过脏腑的气化作用而形成于体内。《黄帝内经》说："饮入于胃，游溢精气，上输于脾，脾气散精，上归于肺，通调水道，下输膀胱，水精四布，五经并行。"简要论述了津液的生成与输布过程。津液的循行与输布以三焦为通道，《黄帝内经》说："三焦者，决渎之官，水道出焉。"即水谷经胃下移至小肠、大肠，一部分水分被吸收，一部分经脾、肺、三焦而宣发于皮毛，外泄为汗，一部分通过三焦水道下输膀胱，经气化作用排出为尿。通过以上脏腑的作用，外达皮毛肌肤，内注脏腑，滋灌全身各个器官，便是"水精四布，五经并行"。此外，津液输布还与肝的疏泄功能及心主血脉功能有密切关系。

2. 津液的分类与功能

津，比较稀薄，清稀，流动性大，如汗、泪、尿等，多渗透在体表肌肤之间；液，多黏稠，厚浊，流动性小，如关节液、髓液等，多灌注于骨节、脏腑、脑、髓等组织。《黄帝内经》说："心为汗，肺为涕，肝为泪，脾为涎，肾为唾，是为五液。"五液是五脏所化生，对五脏起滋润、濡养作用。

津起滋润作用，充养皮肤，滋润肌肉；液起濡养作用，滑利关节，滋养孔窍，补益脑髓。故《黄帝内经》中说："腠理发泄，汗出溱溱，是谓津……谷入气满，淖泽注于骨，骨属屈伸，泄泽，补益脑髓，皮肤润泽，是谓液。"

津液渗入血中，可滑利血脉，又是血的重要组成部分。《黄帝内经》说："中焦出气如露，上注溪谷，而渗孙脉，津液和调，变化而赤为血。"

津液的生成、输布、排泄过程，维持了体液的动态平衡，也维持了体温和阴阳的相对协调。

3. 津液在美容祛斑中的应用

津液对人体有滋养、濡润的作用，如果津液生成不足或排泄过度，则会导致津液不足，出现面容干燥，口、鼻、眼等器官干涩，关节不利，骨髓空虚，脏腑失调等。

在美容祛斑的应用中，一是要保持水谷精微的摄入，脏腑功能的气化，使津液生成有源；二是要保持脏腑功能的正常及经络的畅通，使津液正常运行与输布；三是要防止排泄过度，如大汗、泄泻、出血等，以防造成伤津脱液；四是可服用保养津液的中药，如西洋参、太子参、生地、玄参、沙参、麦冬、石斛、旱莲草、女贞子、芦根等；五是要常食用保养津液的食物，如梨汁、甘蔗汁、芦根汁、粳米、牛奶、豆浆、百合、莲藕等；六是可练咽津功，将口水不断咽下，称为咽津，因津液对人体有滋养、濡润的功能，故此法对养生保健具有重要作用。历代养生家把津液称为玉泉、玉池水、华池水、神水、琼浆玉露、天池之水、斋宫之水、金津玉液等。现代研究表明，唾液中含有黏蛋白、白蛋白、球蛋白、溶菌酶、麦芽糖酶、淀粉酶、蛋白合成酶、多种氨基酸、尿素等，具有帮助消化和保护胃黏膜的作用，还具有消炎杀菌、提高机体免疫的功能。常见的咽津方法有：①赤龙搅津法："赤龙搅水津，漱津三十六，神水漫上匀，一口分三咽，龙行虎自奔。"用舌在齿内上下左右搅动，鼓漱 36 次，然后分 3 口，汨汨有声地咽下，直达丹田。②入静生津法：取坐式或卧式，凝神，排除杂念，调顺呼吸，舌抵上颚，津液满口时，分作 3 次，将津液送到下丹田。③咽津明目法：用上面两法之一，咽津 14 次，再以两手指蘸着唾液，相互摩擦并使手指发热，擦目 14 次，可以明目护睛。④咽津按摩法：双手掌互相摩擦，使之发热，取口中津液，置于掌中，相互擦面，可使痤疮不生，颜色光润，皱纹推迟或减少。

第五节　经络学说

一、经络的概念与组成

经络是运行全身气血，联络脏腑肢节，沟通上下内外，调节体内各部功能活动的通路，为人体特有的组织结构与功能系统。

具体来讲，经络是指经脉和络脉。经，有路径之意，是经络系统的主干，指十二正经和奇经八脉。十二正经即手足三阳经和手足三阴经，有一定的起止交接顺序，在肢体有一定的走向和分布规律，同体内脏腑有直接的络属关系。奇经八脉，即督脉、任脉、冲脉、带脉、阴维脉、阳维脉、阴跷脉、阳跷脉，它们与十二正经不同，既不直接络属脏腑，也无表里配合关系，"别道奇行"，故称"奇经"，它们穿插循行于正经之间，补充正经的功能活动。

络，有网络之意。络脉有别络、浮络、孙络之别，是从经脉上分出去的。别络较大，共有十五络，其中十二经脉与任、督二脉各有一支别络，再加上脾之大络，合为"十五别络"，它们由经脉别出，有一定的循行部位，起着沟通表里、加强联系与调节作用。浮络、孙络更为细小，数量很多，它们像网一样把全身网络起来。

经络组成了人体四通八达、无处不到的组织系统，把人体、脏腑和各个组织器官密切地联系起来，使人体成为一个有机的整体。

二、经络的循行规律

经络在人体内有一定的循行规律，它与脏腑器官又有着密切的联系，了解它对理解经络在生命活动中的作用与美容祛斑具有重要意义。

十二经脉的循行有一定的规律：手三阴经从胸走手，包括手太阴肺经、手厥阴心包经、手少阴心经，它们循行于胸与上肢内侧，手太阴肺经在前，手厥阴心包经在中，手少阴心经在后；手三阳经从手走头，包括手阳明大肠经、手少阳三焦经、手太阳小肠经，它们循行于上肢外侧与头面，手阳明大肠经在前，手少阳三焦经在中，手太阳小肠经在后；足三阳经从头走足，包括足阳明胃经、足少阳胆经、足太阳膀胱经，它们循行于头面与躯干和下肢外侧，足阳明胃经在前，足少阳胆经在中，足太阳膀胱经在后；足三阴经从足走腹胸，包括足太阴脾经、足厥阴肝经、足少阴肾经，它们循行于下肢内侧与腹胸，足太阴脾经在前，足厥阴肝经在中，足少阴肾经在后。

三、经络与脏腑器官的联系

经络与脏腑组织器官有着密切的联系，一是因为五脏六腑与人体的五官九窍以及筋、脉、骨、皮毛等组织器官联系在一起，组成了一个有机的整体，这些关系是通过经络来实现的；二是因为五脏六腑与各个组织器官保持相对的协调统一，完成正常的生理功能，这也是通过经络来实现的。那么，经络又是怎样与脏腑器官联系的呢？每一个经脉的循行都络属一个脏腑，形成脏脉络腑、腑脉络脏、一阴一阳、一脏一腑及其与相应组织器官相联系的关系。如手太阴肺经与手阳明大肠经相表里，手厥阴心包经与手少阳三焦经相表里，手少阴心经与手太阳小肠经相表里，足阳明胃经与足太阴脾经相表里，足太阳膀胱经与足少阴肾经相表里，足少阳胆经与足厥阴肝经相表里，均构成了络属关系。

四、经络的作用

1. 联系脏腑器官，沟通表里上下

人体由五脏六腑、四肢百骸、五官九窍、皮肉筋骨等组织器官构成，它们虽有不同的生理功能，但又共同进行着有机、协调的整体活动，从而使机体内外、上下保持着完整和统一。而机体各部分的这种有机联系和相互配合，主要是依靠经络系统的沟通和联络作用来实现的。正是由于十二经脉及其分支的纵横交错，入里出表，通上达下，相互络属于脏腑之间，奇经八脉联系沟通十二正经、十二经筋、十二皮部并联络筋脉皮肉，因此使人体各个脏腑组织器官有机地联系在一起，表里上下彼此之间紧密联系，成为协调统一的整体。

（1）脏腑与四肢联系

十二经筋分属于十二经脉，而十二经脉内连脏腑，故使筋肉组织同脏腑之间通过经脉联系，相互沟通。如手三阴经从胸走手，足三阴经从足走胸腹入脏，使内脏与四肢相连。正如《黄帝内经》所说："夫十二经脉者，内属于脏腑，外络于肢节。"

（2）脏腑与五官九窍联系

十二经脉各与内在的一脏一腑相络属，与五官九窍相连。如心经，属心络小肠，上行别系舌本；肝经，属肝络胆，上行连于目系；肺经，属肺络大肠，上行连鼻与咽喉；脾经，属脾络胃，上行连舌根；肾经，属肾络膀胱，上行连耳；胃经，属胃络脾，上环口唇等。

（3）脏腑之间相互联系

十二经脉不仅各与一脏一腑相络属，使之形成表里关系，同时通过别络、经别使相邻的脏腑发生联系。

（4）经络系统本身相互联系

十二经脉阴阳表里相接，有一定的衔接和流注次序，十二经脉与奇经八脉之间的分支纵横交错，如手三阳与足三阳的经脉均会于督脉，故称督脉为"阳脉之海"；任脉与手足三阴经脉、阴维脉、冲脉会聚，故称任脉为"阴脉之海"；冲脉又是十二经脉所会之处，故称冲脉为"十二经脉之海"。

2. 通行气血，濡养全身

人体的各个组织器官，均需气血的濡润滋养，方能维持正常的生理活动。经络是人体气血运行的通路，能将营养物质输布到全身各个组织器官，从而和调于五脏，洒陈于六腑，更好地维持了人体正常的生命活动。故《黄帝内经》说："经脉者，所以行气血而营阴阳，濡筋骨，利关节者也。"

3. 抗御外邪，保卫机体

由于经络能"行气血而营阴阳"，营气行于脉中，卫气行于脉外，从而使营卫之气密布周身，不易遭受邪气的侵犯。当外邪侵犯机体时，先从皮毛开始，卫气首当其冲，发挥抗御外邪、保卫机体的屏障作用。故保持经络的畅通，使经络之气充实，对防病治病与美容祛斑具有重要意义。

4. 平衡阴阳，调节功能

人体的生命活动始终处在一个动态平衡的调节之中，人体脏腑组织器官生理功能的平衡，也与经络的调节密不可分。经络就是一个有着多层次联系的循环系统与调控系统，它通过"行气血而营阴阳"，保持了气血的畅通与阴阳的平衡，使人体的功能活动保持相对平衡。当某种因素导致某一部分脏腑经络失去正常的生理功能时，则可以通过经络的调节功能，进行自我修复，使之自愈。身体某些脏腑组织器官发生病变时，也可通过调节经络而发挥治疗作用，使之恢复正常。

5. 传导感应，反映病情

经络感传，是经络感应、传导、放散规律的系统概括与总结。其表现是：当用针刺或其他方法刺激有关经络腧穴时，人体会产生酸、麻、胀、重、放射样的感觉，并沿着经脉的循行路线而传导放散。这种经络的感传现象在中医学上称为"得气"或"气至"，应用针灸的方法达到这一目的时又叫"行气"，它是针灸治病取效的关键，以达到"气至而有效"。

经络的感传功能，对人体各脏腑组织器官有联系沟通作用，也反映在病邪的传变方面。如当机体受到外邪侵袭时，可通过经络传导于脏腑；脏腑生理功能失调或产生病痛时，也可通过经络反映到人体体表的某些部位；亦可通过经络的某些表现认识疾病、诊断疾病，又通过调整经络来治疗疾病。

五、十四经脉

1. 手太阴肺经

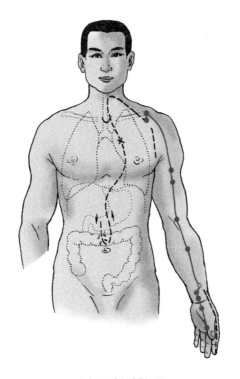

手太阴肺经循行图

手太阴肺经起于中焦，下络大肠，环循胃口，通过横膈至胸中，属于肺脏，再上行咽喉，横行到胸部上方（中府），向下沿上臂内侧前缘下行，过肘窝中到腕部寸口，经过鱼际，沿鱼际的边缘，出拇指内侧端（少商）。手腕后方的支脉，从列缺处分出，一直走向食指内侧端（商阳），与手阳明大肠经相接。

本经可用于肺经功能失调而致的面容衰老与色斑，并可防治咳嗽、气喘、胸闷、气短、咽喉疾病、缺盆痛、手臂内侧前缘疼痛等。

本经共有 11 个腧穴，其中，中府、尺泽、孔最、列缺在美容祛斑灸法中常用。

2. 手阳明大肠经

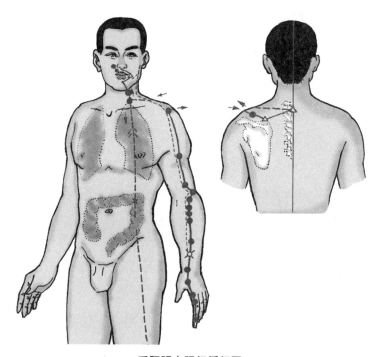

手阳明大肠经循行图

手阳明大肠经起于食指桡侧端，沿食指内（桡侧）上行，通过第1、2掌骨之间（合谷），向上进入两筋（拇指长、短伸肌腱）之间，沿前臂桡侧进入肘外侧，再沿上臂外侧前缘，走上肩端（肩髃），沿肩峰前缘向上出于颈椎，"手足三阳经聚会处"（大椎，属督脉），再向下进入缺盆（锁骨上窝部），联络肺脏，通过横膈，入属大肠。缺盆部支脉，上走颈部，通过面颊，进入下齿龈，回绕至上唇，在人中左右交叉，上夹鼻孔两旁（迎香），与足阳明胃经相接。

本经可用于大肠经功能失调而致的面容衰老与色斑，并可防治腹痛、肠鸣、泄泻、便秘、咽喉肿痛、牙痛、鼻塞流涕、鼻衄和上肢循行部位的疼痛。

本经共有 20 个腧穴，其中，合谷、曲池、口禾髎，迎香在美容祛斑灸法中常用。

3. 足阳明胃经

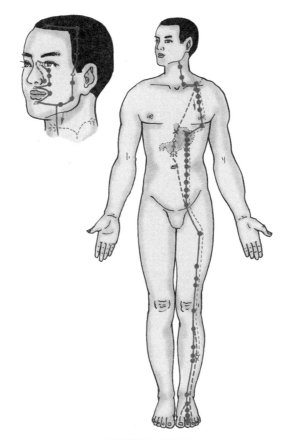

足阳明胃经循行图

足阳明胃经是十二经脉中一条大的经脉，其循行路线长，分支多。起于鼻翼两侧，上行至鼻根部，旁行入目内眦，与足太阳经交会，向下沿着鼻的外侧（承泣），入上齿中，回出环绕口唇，在颏唇沟承浆（任脉）处左右相交，再向后沿着口腮后方，出于下颌大迎穴处，沿下颌角颊车，上行耳前，经过上关（足少阳胆经），沿着发际，到达前额（神庭）。其分支从大迎穴前下走人迎，沿着喉咙向下进行缺盆部，下行穿过膈肌，属胃，络于脾；从缺盆直行一支，沿乳中线下行，向下夹脐旁（脐旁2寸），进入少腹两侧的气冲穴。又一分支从胃下口分出，沿腹内下行到气冲穴，与直行之脉会合，再由此下行至髀关，直抵伏兔部，至膝髌，沿下肢胫骨前缘下行至足背，进入足第2趾外侧端（厉兑穴）；另一支从膝下三寸（足三里）处分出，下行入足中趾外侧端（隐白穴），与足太阴脾经相接。

本经可用于胃经功能失调而致的面容衰老与色斑，并可防治胃痛胃胀、恶心呕吐、腹胀肠鸣、泄泻、便秘、发热、消谷善饥、口渴咽干、咽喉肿痛、鼻衄，及胸、腹、下肢部位疼痛等。

本经共有45个腧穴，其中头维、四白、巨髎、地仓、颊车、天枢、梁丘、足三里、上下巨虚、丰隆在美容祛斑灸法中常用。

4. 足太阴脾经

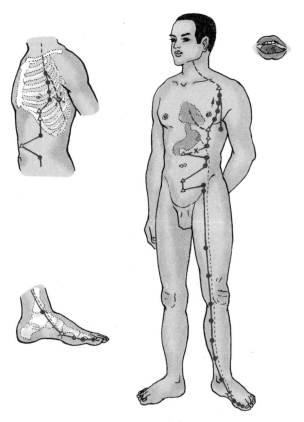

足太阴脾经循行图

本经起于足大趾内侧端（隐白穴），沿着赤白肉际，经过大趾上行至内踝前缘，再上小腿，沿着胫骨内侧正中线上行，到了内踝上八寸的地方，交出厥阴之前，经膝股内侧前缘，进入腹部，属于脾脏，络于胃，通过横膈上行，沿食道两旁，连系舌根，散于舌下。胃部的支脉，向上通过膈肌，流注于心中，与手少阴心经相接。

本经可用于脾经功能失调而致的面容衰老和色斑，并可防治脘腹胀痛、恶心呕吐、嗳气、泄泻、便秘、身重乏力、水肿、黄疸、妇科病、男科病和经脉循行所经过部位的病症。

本经共有 21 个腧穴，其中血海、阴陵泉、三阴交在美容祛斑灸法中常用。

5. 手少阴心经

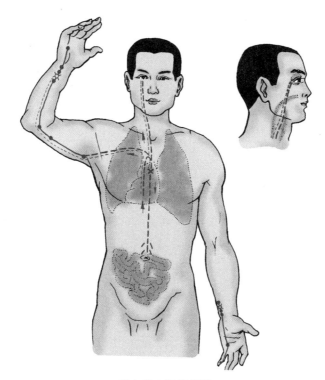

手少阴心经循行图

手少阴心经起于心中，出属心系（心与其他脏器相联系的部位），通过横膈，下络小肠。从心系向上有一支脉，上夹咽喉，连系于目系（眼球连系于脑的部位）。从心系直行的一条支脉，上行于肺部，再向下出腋窝部（极泉穴），下循上臂内侧后缘，行于手太阴经和手厥阴经之后，下肘窝，沿前臂内侧后缘，抵掌后豌豆骨进入掌内，沿小指内侧出其端（少冲穴），与手太阳小肠经相接。

本经可用于心经功能失调而致的面容衰老和色斑，并可防治心痛、胸痛、神志病、心烦、口渴、手心发热、上肢内侧的疼痛。

本经共有9个腧穴，其中极泉、少海、阴郄、神门在美容祛斑灸法中常用。

6. 手太阳小肠经

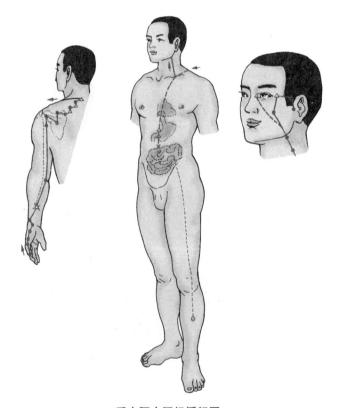

手太阳小肠经循行图

手太阳小肠经起于手小指外尺侧端，沿手背外侧至腕部，出于尺骨颈突，沿前臂外侧后缘，经尺骨鹰嘴与肱骨内上髁之间向上，沿上臂外侧后缘，出于肩关节，绕行肩胛部，在大椎处与督脉相会，又向下进入缺盆部，联络心脏，沿着食管，通过横膈，到胃部，属于小肠。其分支从缺盆沿着颈部，上达面颊到眼外角，转入耳中（听宫穴）。另一支从面颊分出，上行目眶下，达鼻根部内眼角（睛明），与足太阳膀胱经相接，然后斜行到颧部。

本经可用于小肠经功能失调而致的面容衰老和色斑，并可防治耳聋、耳鸣、目黄、颊肿、咽喉肿痛、肩背痛与肩臂外侧后缘的疼痛等。

本经共有 19 个腧穴，其中听宫、养老、后溪在美容祛斑灸法中常用。

7. 足太阳膀胱经

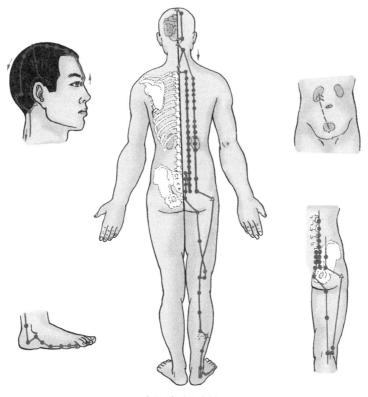

足太阳膀胱经循行图

足太阳膀胱经是十二经脉中循行路线最长、穴位最多的一条经脉。起于目内眦（睛明），上行额部，交于巅顶（百会）。它的分支从头顶分出到耳上角。直行的脉从头顶入里，络于脑，复出下行项后部，沿肩胛部内侧，夹脊旁 1.5 寸，到达腰部，进入脊旁肌肉，联络于肾，属于膀胱。一支从腰中分出，向下通过臀部，进入腘窝中。背部另一支脉通过肩胛骨内缘直下，经过臀部（环跳）下行，沿大腿后外侧，与腰部下来的支脉会合于腘窝中，由此向下通过腓肠肌，出于外踝的后面，沿第 5 跖骨粗隆至小趾外侧端（至阴穴），与足少阴肾经相交。

本经可用于膀胱经功能失调而致的面容衰老和色斑，并可防治小便不通、尿频、尿急、遗尿、尿失禁、目疾、头痛、项背、腰臀及下肢循行部位的疼痛等，并可防治相关脏腑的病症。

本经共有 67 个腧穴，其中肺俞、心俞、肝俞、脾俞、肾俞、胆俞、胃俞、大肠俞、小肠俞、三焦俞、膀胱俞、膏肓在美容祛斑灸法中常用。

8. 足少阴肾经

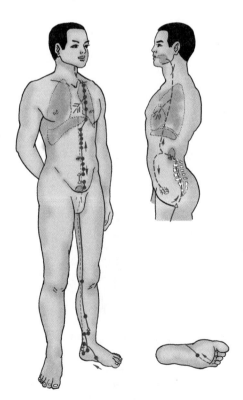

足少阴肾经循行图

足少阴肾经起于足小趾之下，斜行于足心（涌泉），出行于舟骨粗隆下，沿着内踝的后方上行进入足跟，再向上行到小腿内侧后缘，出腘窝内侧，上股内侧后缘，通向脊柱（长强），属于肾，络膀胱。还出入前，向上行腹部正中线旁开 0.5 寸，胸部前正中线旁开 2 寸，进入肺，沿喉咙，到舌根两旁。其支者从肺出来络心，注于胸中，与手厥阴心包经相交接。

本经可用于肾经功能失调而致的面容衰老和色斑，并可防治腰痛、腿脚痿软无力、精力不足、头晕耳鸣、阳痿、早泄、遗精、水肿、小便不利、泄泻、妇科及前阴病证、下肢后侧痛。

本经共有 27 个腧穴，其中太溪、涌泉在美容祛斑灸法中常用。

9. 手厥阴心包经

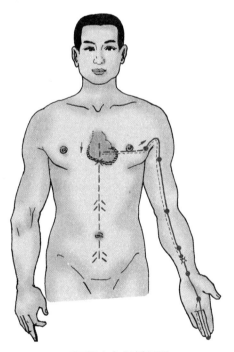

手厥阴心包经循行图

手厥阴心包经起于胸中，出属心包络，向下通过横膈，从胸至腹依次联络上、中、下三焦。胸部有一支脉，沿着胸部行于胁部，至腋下 3 寸处（天池），再上行到腋窝中，向下沿着上臂内侧，行于手太阴经和手少阴经的中间，进入肘窝中，向下行于前臂两筋之间，进入掌中，沿着中指直达其指端（中冲）。掌中还有一支脉，从劳宫分出，沿无名指到指端（关冲），与手少阳三焦经相接。

本经可用于心包经的功能失调而致的面容衰老和色斑，并可防治胸闷、心痛、心烦、五心烦热、面赤、目黄、心悸、失眠、癫狂、喜笑无常，及经脉走行部位的胁痛、腋下痛、上肢痛、手掌痛、麻木等。

本经共有 9 个腧穴，其中内关、劳宫在美容祛斑灸法中常用。

10. 手少阳三焦经

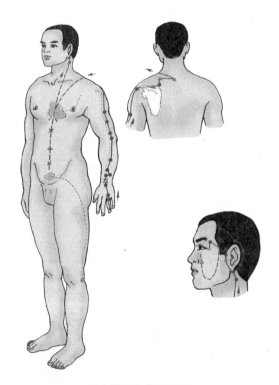

手少阴三焦经循行图

手少阳三焦经起于无名指末端（关冲），向上行于小指与无名指之间，沿着手背至腕关节，出于前臂桡骨与尺骨之间，向上通过肘尖，沿上臂外侧到肩关节，交出于足少阳经的后面，进入缺盆部，分布于胸中，脉气散布联络心包，向下通过横膈，从胸至腹，统属于上、中、下三焦。一分支，从胸廓向上，出于锁骨上窝，上走颈部至耳后，沿耳后上行至耳上额角，再屈而下行至面颊部及眼眶下部。另一分支从耳后进入耳中，出行至耳前，在面颊部与前条支脉相交，到达目外眦（丝竹空之下），与足少阳胆经相交接。

本经可用于三焦经功能失调而致的面容衰老和色斑，并可防治耳鸣、耳聋、咽喉肿痛、偏头痛、眼外角病、面瘫、面痛，及胸胁、肩后、肩臂、肘外侧循行部位的疼痛等。

本经共有 23 个腧穴，其中耳门、翳风、支沟、外关在美容祛斑灸法中常用。

11. 足少阳胆经

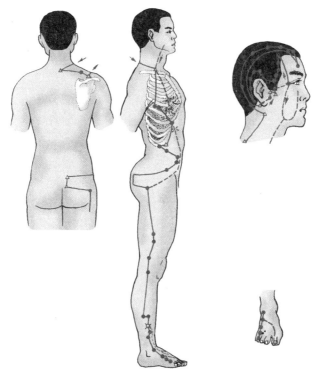

足少阳胆经循行图

足少阳胆经起于目外眦（瞳子髎），向上行到额角，下耳后，沿颈部向后交会于大椎穴；再向前入缺盆部，入胸过膈，络于肝，属于胆，沿着胁肋内，出于腹股沟动脉部，绕阴部毛际，横行进入髋关节部（环跳）。一分支从耳后入耳中，出走耳前，达目外眦后向下经颊车，在颈部向下会合于前脉于缺盆，从缺盆下行腋下，沿胸侧，经过季肋，下行与前脉会合于髋关节部，再向下沿着大腿外侧，出膝外侧，下行经腓骨前面，直下达腓骨下端到外踝前，从足背部进入第4趾外侧端（足窍阴）。另一支从足背分出，沿第1、2跖骨之间，出于大趾端（大敦），与足厥阴肝经相交接。

本经可用于胆经功能失调而致的面容衰老和色斑，并可防治胁痛、口苦、黄疸、耳鸣耳聋、外眼病、头痛、下颌痛、咽喉病，及其循行路线的缺盆痛、胸胁痛、腹股沟痛、髋关节痛、下肢外侧与足外侧疼痛等。

本经共有44个腧穴，其中阳白、听会、风池、环跳、风市、阳陵泉在美容祛斑灸法中常用。

12. 足厥阴肝经

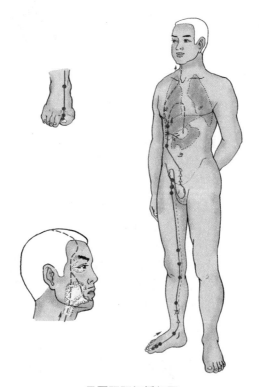

足厥阴肝经循行图

足厥阴肝经起于足大趾（大敦），沿着足背上行到内踝前一寸处，沿着小腿内侧行至内踝上八寸处，交出足太阴脾经的后面，上行过膝内侧，沿着大腿内侧进入阴毛中，环绕阴部，上达少腹，挟胃旁，属于肝，络于胆。向上通过横膈，分布于胁肋部，沿着喉咙的后面，向上进入鼻咽部，上行连接"目系"（眼球连接于脑的部位），向上出于前额，与督脉交会于巅顶部。一分支从目系分出，下行颊里，环绕在口唇内。又一分支从肝出，通过横膈，上注于肺，与手太阴肺经相连接。

本经可用于肝经功能失调而致的面容衰老和色斑，并可防治因肝失疏泄而致的胁痛、嗳气、呕逆等，肝阳上亢而致的头痛头晕、耳鸣、耳聋、目赤肿痛等，肝风内动而致的癫痫、惊风等，以及妇科病、男性病、前阴病，经脉循行部位的病症。

本经共有 14 个腧穴，其中期门、太冲在美容祛斑灸法中常用。

13. 任脉

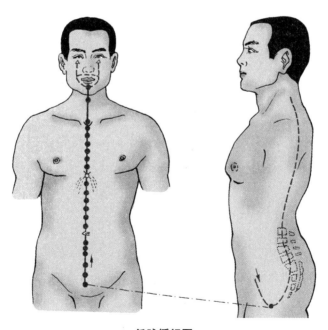

任脉循行图

任脉起于少腹内，下出会阴，向上行于阴毛部，沿着腹内，向上经过关元等穴，通过上腹，经胸部正中线至咽喉部，再向上环绕口唇，经过面部，进入目眶下（承泣）。

本经可用于任脉功能失调而致的面容衰老和色斑，并可防治不孕不育、月经不调、痛经、闭经、带下、阴挺、阳痿、早泄、遗精、遗尿、睾丸及前列腺疾病、疝气、女性盆腔炎症及肿块等。

本经共有24个腧穴，其中膻中、中脘、神阙、气海、关元、中级、曲骨在美容祛斑灸法中常用。

14. 督脉

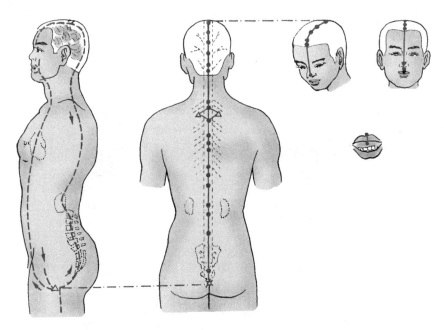

督脉循行图

督脉起于少腹内，下出于会阴部，向后行于脊柱的内部，沿后正中线上达项后风府，进入脑内，上行巅顶，沿前额下行至鼻柱。

本经可用于督脉功能失调而致的面容衰老和色斑，并可防治腰脊强痛、头痛头重、癫痫、中风、惊风等神志病，及痴呆、耳鸣、眩晕、健忘等。

本经共有28个腧穴，其中百会、大椎、命门、腰阳关在美容祛斑灸法中常用。

六、经络在美容祛斑中的应用

经络将人体脏腑等各组织器官与面部有机地联系在一起，成为一个有机整体，从而维持了正常的生理功能，使面部润泽，肌肉丰满而富有弹性，面容健美。

经络是人体气血的通路，把气血津液不断输送到面部，发挥滋养作用。若经络不通，则面容失养而不荣，或生色斑，容颜衰老等。如同一棵大树，失去了营养就会枯萎。

经络与脏腑组织器官有着密切的联系，各脏腑组织器官有病，可通过经络传变于面部，不仅影响容颜，还会导致面部色斑等损容性疾病。

在美容祛斑的应用中，第一要保证经络的畅通，如此才能保证面部气血津液等营养物质的供应，故面部的养生保健与治疗损容性病变，都以疏通经络为大法。第二，针灸、推拿应用于美容祛斑中，就是以经络学说为依据，选择面部腧穴与相关经络的腧穴进行治疗，以疏通经络、调整脏腑功能、扶正祛邪。如针灸足太阴脾经的腧穴，可治疗面色萎黄、面部皱纹、黄褐斑等；针灸足厥阴肝经的腧穴，可治疗两目干涩、面色发青、黧黑斑等。第三，根据经络辨证，辨别面部病变属何经病症，有针对性地选择用药，并配以引经药，其效更佳。第四，在应用灸法时，可按经络的循行，进行面部循经灸，或配合经络循经灸，局部与整体相结合，标本兼治。第五，要了解经脉的气血循行在十二时辰的运行流注时间，在每条经脉气血最旺盛时，针灸按摩本经的相关腧穴，可达"治未病"与美容祛斑之目的。第六，可根据经络与脏腑之间的关系，食用有疏通经络与调养脏腑作用的食物进行食疗。

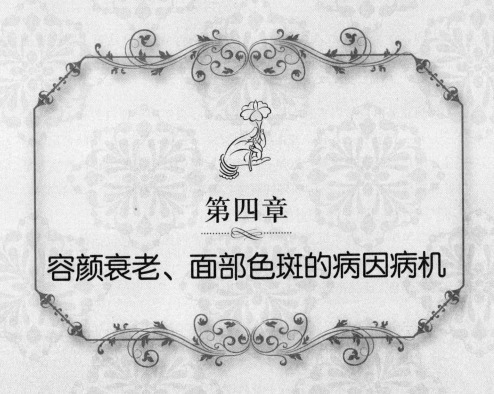

第四章

容颜衰老、面部色斑的病因病机

人的容颜应该是红润、细腻、光滑、富有弹性的自然美。若出现面容肌肤枯瘪无泽，容颜不华，弹性减弱，干燥粗糙，皱纹增加，称为容颜衰老。

容颜衰老由自然因素和非自然因素造成。自然因素即自然衰老，人自25岁以后，皮肤开始老化，并逐渐出现皱纹，从40岁以后，皮肤老化逐渐明显，出现容颜衰退现象，这是一种不可抗拒的自然现象。非自然衰老是由各种病理因素而致，称为病理性衰老。灸法可延缓皮肤衰老，防皱抗皱，并可祛除病邪，以达到美容驻颜的效果。

面部色斑是以色素沉着为主要表现的损容性疾病，它包括黄褐斑、雀斑、黧黑斑等，灸法治疗亦有很好的效果。

容颜衰老、面部色斑主要有以下病因病机：

一、六淫侵袭

风、寒、暑、湿、燥、火，是自然界的六种气候，称为"六气"。正常情况下不会致病，当六气太过或不及时则成为致病因素，称"六淫"。当人体正气不足，抵抗力下降时，六淫就会侵袭面部，损伤面容，造成容颜衰老或面部色斑。

二、七情内伤

七情指喜、怒、忧、思、悲、恐、惊，是人的七种情志变化，正常情况下不会致病，若发生情志失调时，就会损伤脏腑。《黄帝内经》指出："怒伤肝""喜伤心""思伤脾""忧伤肺""恐伤肾"，致使脏腑功能失调，进而影响面容，造成容颜早衰或面部色斑。

三、脏腑功能失调

人体是一个有机的整体，脏腑通过经络与面部相联系，并把气血津液源源不断输送至面部，起滋养作用。如心主血，其华在面；肺主气，主皮毛；肝主疏泄，藏血，开窍于目；脾主运化，主肌肉；肾主藏精，其华在发等。故脏腑功能的正常与否，直接影响面容。如脏腑功能失调，则气血不能滋养面部，引起容颜早衰；或内生病邪，上犯于面部，也会导致容颜失华或面部色斑。

四、经络功能失调

经络者，遍布全身，内属五脏，外络肢节，与人体各个组织器官相联系，它将脏腑气血输送于颜面，起滋养作用。经络的通畅，保证了面部气血和各种营养的供给，则面容红润、光泽、细腻、富有弹性；如经络功能失调，则气血不能上荣于面部，可导致容颜早衰和面部色斑。

五、精、气、血、津液功能失调

精、气、血、津液是人体生命活动的物质基础，对人体生命活动有着非常重要的意义。

精禀受于父母，藏于肾，称先天之本，为生命活动的原始物质，故《黄帝内经》说："人始生，先成精。"精具有生殖繁育后代的作用。人体出生后，先天之精又得到后天之精的不断充养，随着精气盛衰的变化，人体也有了生、长、壮、老的生命活动规律。若肾精不足，人体的生命活动就会衰退，出现容颜衰老，面部色斑等。

气作为人体的精微物质，是人体生命活动的动力，对人体的生命活动有滋养和推动作用，从而维持人体的各种生理活动。如果气不足，或气滞不行，人体的生理活动就无法正常进行，则面容㿠白，容颜早衰，气对血液有推动作用，气滞则血瘀，则出现面部色斑。

血为行于脉管内的红色液体，由肾精与脾胃吸收的水谷之精微所化生，在心肺之气的推动下周流全身，对人体脏腑及各组织器官起濡养作用，从而维持着人体的正常生理功能。中医认为"心主血，其华在面"，心血充盈，则面色红润，如血虚不足，则不能滋养面容，就会出现面色苍白无华，容颜早衰；血瘀经络，则面色晦暗或生色斑。

津液为人体正常的水液，含有丰富的营养物质，对人体起濡养作用，其中一部分布散于体表与面部，滋养肌肤与面容，如同雨露滋养花朵一样，使肌肤光泽，富有弹性。如津液不足，则肌肤失养，面无光泽，皮肤粗糙，容颜衰老；如津液停滞，变为水湿邪气，阻滞面部经络，则会出现面容暗淡无光或面部浮肿与色斑。

六、冲任失调

冲脉亦称太冲脉，五脏六腑之血都汇于冲脉，故"冲为血海"。冲脉出于胞宫，与妇女的月经有着密切关系，故"冲脉者，月事之本也"。任脉，也出于胞宫，有妊养之意，故"任主胞胎"，总任全身之阴脉。冲、任脉关乎妇女的月经与妊娠孕育，冲任之脉充盈，则月经调畅，孕育正常，面色红润；冲任不足，则月经不调，孕育失常，容颜衰老，易生色斑。在临床上常见月经不调与妊娠期间和产后出现面色的病理变化，如容颜早衰、妊娠斑等。因此，调理冲任，可美容抗衰，祛斑抗皱。

七、生活因素

1. 饮食失调

要想保持好的面容，首先饮食要适当，营养要均衡，才能保证人体和面部所需的各种营养，否则就会导致某种营养缺乏，而使面容失养，出现早衰；其次，饮食不应有偏嗜，如过度嗜酒、过食辛辣肥甘等，会使脾胃运化失常，湿热上泛于面部而损伤面容，致使容颜早衰或生面部色斑。

2. 劳逸过度

适当的工作与体育锻炼，可使气血流通，面色红润。过度劳累则损伤气血，过度思虑则损伤心脾，过度房事则损伤精血，久之就会使面容憔悴而无华，或面生色斑；过度安逸，不参加体育锻炼，则气血流通失常，脾胃功能减弱，久之也会出现容颜苍白、早衰或面生色斑。

八、其他因素

引起容颜衰老的原因还有很多，如外伤、水火烫伤、长期日晒、风吹雨淋、过敏、寄生虫、滥用化妆品、过量用药、内分泌失调等，都可能损伤面容，促使皮肤老化，面生色斑。

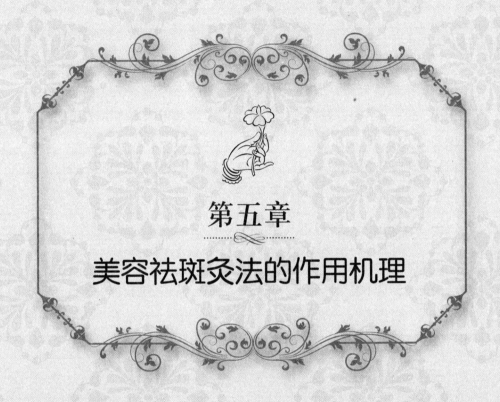

第五章

美容祛斑灸法的作用机理

一、祛除病邪

病邪指致病因素，如六淫（风、寒、暑、湿、燥、火）、七情（喜、怒、忧、思、悲、恐、惊）、痰饮、瘀血等，这些因素均可导致阴阳失衡，脏腑功能失调，气滞血瘀，经络阻滞，冲任受损等，从而引起容颜衰老，或面生色斑等损容性疾病。灸法可疏散病邪，减少病邪对脏腑、经络、气血、冲任与面容的损害，以达到美容养颜、祛斑抗皱之目的。

二、扶助正气

正气维持着脏腑与各组织器官的功能活动，正气充足者，人体生理功能活动正常，且不易发生损容性疾病。如正气不足，则面容失养，且病邪乘虚侵入，损伤面容，容易导致容颜衰老与色斑等。灸法有扶助正气的作用，可美容养颜、祛斑抗皱，对损容性疾病有良好的治疗效果。

三、平衡阴阳

阴阳学说是中医学的重要组成部分，与人体的组织结构、生理功能、病理变化、疾病的诊断与治疗密切相关，"阴平阳秘"，阴阳调和，才维持着人体各个组织器官的正常功能。如果阴阳的平衡遭到破坏，就会发生偏盛偏衰，导致容颜衰老与损容性病变。灸法可平衡阴阳，补偏救弊，使机体恢复阴阳的平衡，达到美容祛斑之目的。

四、调和脏腑

人体以脏腑为中心，通过经络把气血津液输送至面部，起滋养作用。

故脏腑功能正常，则面色红润，肌肤光泽，容貌美丽。

心主血脉，其华在面。面部的血脉特别丰富，面容需要心之气血的滋养。如心之气血不足，则容颜失养，面色不华，容颜衰老；心血瘀阻，则面生色斑等。

肺主皮毛。肺气的宣发，使营养与氧气上达面部，起到滋养作用，如气血不足，肺阴亏虚，肺失宣降，可引起容颜衰老及色斑等损容性疾病。

肝主疏泄，主藏血。肝血的滋养，情志的变化，对面容有着很大的影响，如肝血不足，肝气郁结，均可导致容颜衰老与色斑等损容性病变。

脾主运化，主肌肉。一可运化水谷之精上达面部，起滋养作用；二可将水湿运至体外，以防停留面部而损伤面容；三可使肌肉丰满，保持面部深层次的美。如脾虚不运，水湿停滞，则出现面色萎黄，晦暗不华或色斑等。

肾主藏精化气，精气上达面部，起滋养作用。如肾之精气不足，则会出现面色黧黑，易生黄褐斑、雀斑等损容性病变。

由此看出，脏腑与面部的关系尤为密切，调理脏腑对美容祛斑有着极其重要的意义，即所谓的"挽回面子"，要"打好里子"。灸法具有调和脏腑的作用，在脏腑的相关腧穴进行灸疗，是美容祛斑灸法的重要原理。

五、疏通经络

经络者，遍布人体，沟通内外表里，是人体气血运行的通路，"内溉脏腑，外濡腠理"，从而维持了人体正常的生理功能。经络的畅通，将气血津液等营养物质输送于面部，输精于皮毛，起滋养作用。经络中阳经均走行于面部，阴经与阳经相连，都与面部有着密切的联系。经络畅通，则面色红润，面容亮泽；如果外邪侵袭经络，外伤损伤经络或其他致病因素而导致经络阻塞，气血运行不畅，就会损伤面容，使容颜衰老，发生色斑等损容性病变。在经络和腧穴上进行灸疗，可疏通经络，美容养颜，祛斑抗皱，治疗损容性病变。

六、调养冲任

冲任二脉起于胞宫,"冲为血海""任主胞胎",主持妇女的月经与妊娠等生理功能。如果冲任空虚,经血失调,胎养不良,最易出现容颜不华,滋生色斑。根据资料统计,因经血不调、内分泌失调等妇科疾病引起的色斑等损容性病变占绝大部分。因此,妇女在美容祛斑时应从调理冲任入手。灸法有调理冲任二脉的作用,在冲任经络与相关腧穴进行灸疗,可达美容祛斑之目的。

七、养生保健

灸法应用于养生保健有着几千年的历史,实践证明,艾灸有延缓衰老、养生保健的作用。灸法养生保健的目的,一是预防疾病的发生,即中医的"未病先防""治未病"的方法,人体不发生疾病,也就减少了致病因素对人体的损害。所以,在人体无病时,经常进行艾灸,可达养生保健及养颜美容的目的。二是有病早治,人一旦得了病(包括损容性病变),应尽早用灸法进行治疗,以达康复之目的。三是病后调养,即病后或康复后继续进行灸法调养,以扶助正气,防止疾病复发。又据国内外现代医学研究资料显示,灸疗能够使脏腑功能活跃,促进新陈代谢,增强机体抗体和免疫力,而长期接受艾灸保健,亦可舒畅身心,充沛精力,祛病延年,抗衰驻颜。

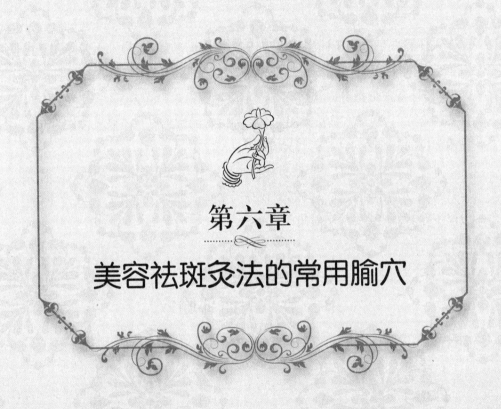

第六章

美容祛斑灸法的常用腧穴

　　人体腧穴可分为十四经穴、经外奇穴和阿是穴三大类。十四经穴是指有固定名称和固定位置的十二正经腧穴和任脉、督脉的腧穴，简称"经穴"；经外奇穴是指有固定名称与固定位置，尚未归经或不便归经的腧穴，又称"奇穴"；阿是穴是指无固定名称和位置的敏感点、压痛点，作为针灸施术部位的一类腧穴，又称"天应穴""不定穴"。

　　本章重点介绍具有美容祛斑或治疗损容性病变作用的常用腧穴。将美容祛斑灸法的常用灸穴，按部位划分，掌握其归经、定位、功效及主治，以便于在美容祛斑灸法中应用。

第一节　头面部腧穴

1. 百会

【归经】督脉。

【定位】后发际正中直上 7 寸，或当头部正中线与两耳尖连线的交点处。

【主治】颜面衰老，面部色斑，斑秃，脱发，头发早白，白癜风，中风，面瘫，眼睑下垂，健忘，失眠等。

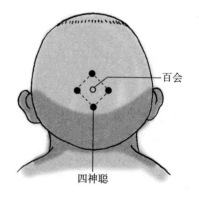

百会

四神聪

【按语】头为清阳之会、清阳之府，脑髓所在之处。百会在头顶正中处，具有升阳举陷、养颜美容、健脑益智、抗衰养生等作用，为头部灸疗的重要腧穴。

2. 四神聪

【归经】经外奇穴。

【定位】在头顶部，当百会前后左右各 1 寸，共 4 穴。

【主治】容颜早衰，面部色斑，脱发，健忘，失眠，各种皮炎等。

【按语】四神聪在百会穴周围，灸疗时常与百会穴一起组成一个灸区，亦有美容祛斑的作用，尤其对于因精神性因素而致的容颜衰老及损容性病变有良效。

3. 头维

【归经】足阳明胃经。

【定位】当额角发际上 0.5 寸，头正中线旁，距神庭 4.5 寸。

【主治】容颜不华，面部色斑，面部皱纹，头痛，面痛，面瘫，面肌痉挛，头面部皮肤病等。

【按语】头维为足阳明胃经循行至头部的一个重要腧穴，因为足阳明胃经为多气多血之经，阳明经气血上行而滋养头面。若阳明经脉虚衰或不通，则易导致容颜衰老及出现色斑等损容性病变。灸疗头维

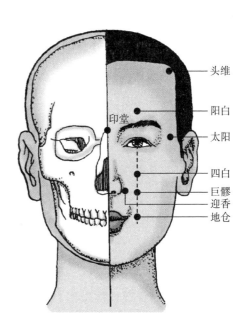

穴可扶阳明气血，通阳明经络，祛阳明病邪，从而达到美容祛斑及治疗头面部疾病的作用。

4. 印堂

【归经】督脉。

【定位】在额部，当两眉头的中间。

【主治】容颜衰老，前额部色斑及皱纹，颜面痤疮，印堂发暗，面肌痉挛，或损容性病变伴头痛、头晕等。

【按语】印堂穴归督脉，是面部气血聚集之处，看容颜好坏首观印堂，

一般印堂明亮有光泽者，则面容也较好；印堂晦暗者，面容也不好。灸印堂可促进面部气血运行，祛除面部病邪，有很好的美容驻颜、祛斑抗皱的作用。

5. 阳白

【归经】足少阳胆经。

【定位】目正视，瞳孔直上，眉上 1 寸。

【主治】黄褐斑，额眼皱纹，面瘫，面肌痉挛，斜视，眼睑下垂等。

【按语】阳白穴位于眉上，对此处色斑、额与眼部的皱纹有治疗作用，常配合面部其他灸穴治疗面瘫、眼睑下垂、斜视等损容性病变。但灸疗时间不宜过长，注意保护好眼部。

6. 太阳

【归经】经外奇穴。

【定位】在颞部，当眉梢与目外眦之间，向后约 1 横指的凹陷处。

【主治】黄褐斑，鱼尾纹，上睑下垂，斜视，面瘫，面肌痉挛，头面部皮肤病，头痛头晕等。

【按语】灸疗太阳穴具有祛散外邪、清利头目，调理头面部气血运行等作用，但灸疗时间不宜过长，注意保护眼睛和面部。

7. 四白

【归经】足阳明胃经。

【定位】目正视，瞳孔直下，当眶下孔凹陷处。

【主治】容颜衰老，面部色斑，痤疮，眼睑下垂，眼袋，皱纹，面瘫，面肌痉挛，斜视等。

【按语】四白穴位于面部，是足阳明胃经循行至面部的腧穴，它可布散气血至面部而滋养面容，是美容养颜、祛斑抗皱的重要腧穴，也称"美白穴"。四白穴及其周围为黄褐斑、雀斑的好发部位，灸之可行气活血、疏通面部经络，可达到美容养颜、祛斑抗皱、抗衰老与治疗损容性疾病的目的。

8. 巨髎

【归经】足阳明胃经。

【定位】目正视，瞳孔直下，平鼻翼下缘处，当鼻唇沟外侧。

【主治】面部色斑，面瘫，面肌痉挛，面部皮肤松弛及面部痤疮等。

【按语】巨髎穴是继四白穴下又一个美容祛斑的腧穴，灸疗本穴可对颧骨周围的色斑、面瘫、面部皮肤的松弛有较好的治疗作用。

9. 颊车

【归经】足阳明胃经。

【定位】在下颌角前上方约一横指，按之凹陷处，当咀嚼时咬肌隆起最高点处。

【主治】面颊部色斑，面部肌肤松弛，面部肌肉萎缩，痤疮，白癜风，面瘫，面肌痉挛等。

【按语】本穴为足阳明胃经在面颊部的腧穴，灸疗可疏通面部经络，

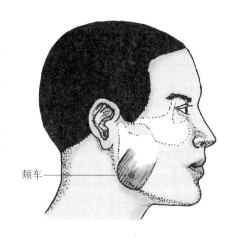

颊车——

供给面部营养，对于颜面气血不足及经络失调而致的容颜不华、色斑等有治疗和保健作用，常用于治疗面瘫、面颊部肌肤松弛、面部肌肉萎缩等损容性疾病等。

10. 迎香

【归经】手阳明大肠经。

【定位】在鼻翼外缘中点旁开约 0.5 寸，当鼻唇沟中。

【主治】黄褐斑，酒渣鼻，痤疮，口鼻㖞斜等。

【按语】本穴名为迎香，与脾胃饮食有关。灸疗本穴可促进消化吸收、增进食欲，使气血充盈于面部，起美容养颜的作用；又可疏通面部经络，祛除面部病邪，达到美容祛斑之目的；本穴也是治疗酒渣鼻、口鼻㖞斜等损容性疾病的重要腧穴。

11. 地仓

【归经】足阳明胃经。

【定位】目正视，瞳孔直下，平嘴角。

【主治】面颊部色斑，面部肌肤松弛，面部肌肉萎缩，痤疮，白癜风，面瘫，面肌痉挛等。

【按语】本穴为足阳明胃经在面颊部的腧穴，灸疗可疏通面部经络，供给面部营养，对于颜面气血不足及经络失调而致的容颜不华、色斑等有治疗和保健作用，常用于治疗面瘫、面颊部肌肤松弛、面部肌肉萎缩等损容性疾病等。

第二节 四肢部腧穴

1. 曲池

【归经】手阳明大肠经。合穴。

【定位】屈肘成直角，在肘横纹外侧端与肱骨外上髁连线中点。

【主治】黄褐斑，雀斑，面部损容性皮肤病，湿疹，风疹，荨麻疹，日光性皮炎，神经性皮炎，白癜风，酒渣鼻等。

【按语】本穴为手阳明大肠经的合穴，灸疗本穴具有清热解毒、利湿的功效，可治疗脾胃湿热、热毒上犯而致的面部色斑，亦可治疗湿热邪毒上犯而致的损容性皮肤病；本穴又有抗过敏的作用，可治疗面部皮肤过敏。

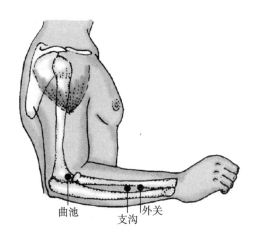

曲池　　支沟　外关

2. 尺泽

【归经】手太阴肺经。合穴。

【定位】在肘横纹中，肱二头肌腱桡侧凹陷中。

【主治】容颜衰老，面部色斑，皮肤粗糙，面部损容性病变等。

【按语】本穴为手太阴肺经之合穴，面容衰老和面部

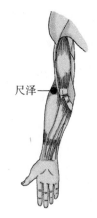

尺泽

色斑与肺经有着密切关系，因"肺主皮毛"，肺气的宣发使得气血上布于面部肌肤，则表现为面色红润、容光焕发；津液上输于面部则面部肌肤细腻，富有弹性，光泽亮丽。若肺失宣降、肺气不足，则容颜失养，易生色斑，肌肤粗糙。灸疗本穴可助肺气宣降，补益气血津液，又可清泻肺热，滋阴润燥等，从而达到美容祛斑的目的。

3. 支沟

【归经】手少阳三焦经。经穴。

【定位】腕背横纹上 3 寸，尺骨与桡骨正中间。

【主治】黄褐斑，雀斑，皮炎，大便秘结等。

【按语】本穴有通利三焦的作用，灸疗可治疗手少阳三焦经络功能失调与大便秘结而致的面部色斑。因三焦经气不利，肠道传导失职引起大便秘结，毒素不能排出体外而上犯面部，引起面容不华与色斑，因此，临床上一部分患者面部出现色斑是因为长期便秘所致。支沟穴具有良好的通便作用，在灸疗时若配伍其他腧穴则效果更好。如肠燥便秘配大肠腧、天枢；血虚便秘配血海；气虚便秘配关元；热证便秘配曲池；阴虚便秘配三阴交，这样才能达到治病求本、标本兼治的目的。

4. 外关

【归经】手少阳三焦经。络穴；八脉交会穴（通于阳维脉）。

【定位】腕背横纹上 2 寸，尺骨与桡骨正中间。

【主治】面部色斑，面部痤疮，皮炎，面瘫，面肌痉挛等。

【按语】灸疗外关穴有祛风散邪的作用，可治疗病邪上犯面部、经脉阻滞不通而致的面部色斑，亦可治疗外邪侵袭而致的面瘫、面部痉挛、面部痤疮、皮炎等损容性病变。

5. 内关

【归经】手厥阴心包经。络穴；八脉交会穴（通于阴维脉）。

【定位】腕横纹上 2 寸，掌长肌腱与桡侧腕屈肌

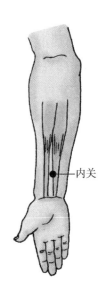
内关

腱之间。

【主治】面色不华，黄褐斑，神经衰弱，心悸，失眠等。

【按语】本穴为手厥阴心包经的络穴。心与面容有着密切关系，"心主血，其华在面"，心之气血充盈，则面色红润；心脉瘀阻，则面色青晦。又因"心主神志"，心神不宁可导致长期失眠多梦，继而引起面色不华、面部失神等。灸疗内关穴可补心血、活心脉、祛瘀血、养心神，从而达到美容养颜、祛斑抗衰的目的。

6. 合谷

【归经】手阳明大肠经。原穴。

【定位】在手背，第 1、2 掌骨间，当第 2 掌骨桡侧的中点处。

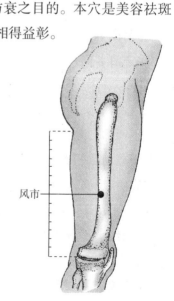

【主治】容颜衰老，黄褐斑，面疣，痤疮，皮炎，面瘫，面肌痉挛等。

【按语】合谷穴为手阳明大肠经的原穴，阳明经循行于面部。古有"面口合谷收"之说，意为面容的正常与否与面部色斑等损容性疾病均与合谷穴及阳明经有关。灸疗合谷穴，一可补阳明气血，以养容颜；二可通阳明经络，维持面部气血运行；三可驱散病邪，起养荣祛斑的作用；四可治疗损容性病变而达到治病防衰之目的。本穴是美容祛斑灸法最常用的腧穴之一，与其他腧穴相配伍，相得益彰。

7. 风市

【归经】足少阳胆经。

【定位】大腿外侧正中，腘横纹上 7 寸。

【主治】与风邪相关的损容性疾病，如面部色斑，日光性皮炎，过敏性皮炎等。

【按语】"风为百病之长"，"风性善行而数变"，其他病邪上犯面部多与风邪相挟，故祛邪首先要祛风，或祛风散寒利湿同时应用。风市为祛风要穴，灸疗本穴可祛风散寒利湿，经常灸之可减少面容损伤，并可治疗风邪而致的多种损容性疾病，以达美容祛斑之目的。

8. 梁丘

【归经】足阳明胃经。郄穴。

【定位】屈膝，在髂前上棘与髌骨外上缘连线上，髌骨外上缘上2寸。

【主治】面色萎黄不华，面部色斑，面部湿疹，皮炎等。

【按语】本穴为足阳明胃经的郄穴，阳明胃经气血充盈，则颜面得到滋养、面色红润，否则面容失养，面色萎黄不华。阳明经脉不通，易生面部色斑，或生湿疹、皮炎等损容性疾病。灸疗本穴可补阳明气血，通阳明经络，祛阳明病邪，以达美容祛斑的目的，对与阳明经相关的损容性病变尤为适宜。

9. 血海

【归经】足太阴脾经。

【定位】屈膝，在髌骨内上缘上2寸，当股四头肌内侧头的隆起处。

【主治】与血相关的容颜衰老及色斑等损容性疾病，如面色晦暗、青紫，黄褐斑，雀斑，黧黑斑，肌肤粗糙，皮炎，白癜风，紫癜，面瘫等。

【按语】人的容颜与面部的生理功能，主要依赖于血的滋养，因而面部血脉非常丰富。面部血运正常，则面色红润，光亮有泽；若血虚不荣、血脉不畅，则面色晦暗或青紫，或出现面部色斑，亦可导致其他损容性疾病。灸疗本穴可补益气血，疏通面部经脉，达美容养颜之功效，常与心俞、膈俞等穴配合应用，其效更佳。

10. 阳陵泉

【归经】足少阳胆经。合穴；胆下合穴；八会穴之筋会。

【定位】腓骨小头前下方凹陷中。

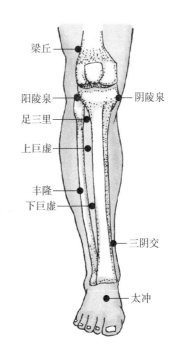

【主治】肝胆经相关的损容性疾病，如面色发青、发黄，黄褐斑，雀斑，白癜风，面瘫，面肌痉挛等。

【按语】本穴为足少阳胆经的合穴，胆的下合穴，八会穴之筋会。胆与肝相表里，肝胆功能的正常与否与面容及损容性病变有密切关系，如肝胆经脉不利则见面色发青或发黄，且易生黄褐斑、雀斑等损容性疾病。灸疗本穴具有疏肝利胆、疏通经络的作用，对肝胆失常引起的面容早衰、色斑等损容性疾病有效，常与肝俞、胆俞、太冲等穴配伍应用。

11. 阴陵泉

【归经】足太阴脾经。合穴。

【定位】胫骨内侧髁下方凹陷中。

【主治】脾虚湿盛而致的面色萎黄与晦暗，面部色斑，湿疹，神经性皮炎，白癜风，银屑病等。

【按语】本穴为足太阴脾经之合穴，脾虚则运化水湿的功能下降，水湿停留，上犯面部，则会出现面色萎黄不华、面部色斑、湿疹等损容性疾病。灸疗本穴有健脾利湿之功效，为利湿之要穴，具有美容祛斑及治疗损容性疾病的功效，常与脾俞、三阴交等穴配伍应用。

12. 足三里

【归经】足阳明胃经。合穴；胃下合穴。

【定位】犊鼻穴下 3 寸，胫骨前嵴外 1 横指处。

【主治】面色萎黄不华，容颜衰老，面部色斑，皮炎，风疹，湿疹，痤疮，眼睑下垂，面瘫等。

【按语】本穴为足阳明胃经之合穴，胃之下合穴。脾与胃相表里，脾为后天之本，气血生化之源，脾胃化生水谷精微，上达头面，才能使容颜不衰；胃经的经络循行于面部，在美容祛斑灸法中应用最多。只有胃的经脉旺盛，经脉通畅，则面色红润而富有光泽与弹性，也不易造成损容性疾病。如胃气不足，气血生化无源，则容颜失养而衰老。胃之经脉不畅，则易导致面部色斑等损容性疾病。另外，本穴为重要的强壮穴和抗衰老穴，面容的衰退与机体的衰退为一体，身体强壮了，面容也就好了。灸疗本穴，一可健脾益胃，气血生化有源，面容得以滋养，从而延缓面容的衰老；二可疏通面部经脉，减少面容的损伤，并预防和治疗损容性疾病。本穴常与脾俞、胃俞、三阴交等腧穴配伍应用，可调理脏腑功能，达到综合治疗作用；与胃经在面部的其他腧穴配伍应用，起整体与局部的双重治疗作用。

13. 上巨虚、下巨虚

【归经】足阳明胃经。上巨虚为大肠下合穴；下巨虚为小肠下合穴。

【定位】上巨虚位于犊鼻下6寸，足三里穴下3寸；下巨虚位于上巨虚下3寸。

【主治】大小肠功能紊乱而致的容颜衰老与损容性疾病。

【按语】上巨虚和下巨虚分别为大肠经和小肠经的下合穴，若大小肠功能失常，则影响水谷之精微的消化吸收，继而影响气血津液的化生，导致面容失养而早衰。如长期便秘或腹泻的人，常出现面容不华或色斑等损容性疾病。灸疗本穴可调理大小肠的功能，对容颜不华和面部色斑等损容性病变有一定的预防和治疗作用。

14. 丰隆

【归经】足阳明胃经。络穴。

【定位】外踝尖上8寸，条口穴外1寸，胫骨前嵴外2横指处。

【主治】面色晦暗，黄褐斑，雀斑，皮炎，痤疮等。

【按语】本穴为足阳明胃经的络穴，具有化痰除湿的作用，为化痰要穴。痰湿内阻可损伤面容，导致面容衰老、面部色斑等损容性病变。灸疗本穴可预防与治疗容颜早衰及损容性疾病，对面部皮炎、痤疮亦有疗效。

15. 三阴交

【归经】足太阴脾经。

【定位】内踝尖上3寸，胫骨内侧面后缘。

【主治】容颜衰老，面色萎黄晦暗，黄褐斑，雀斑，黧黑斑，过敏性紫癜，皮炎，湿疹，皮肤瘙痒症，银屑病，眼睑下垂，面瘫等。

【按语】本穴为肝、脾、肾三经交会穴，肝、脾、肾三脏与美容有着密切关系。脾为后天之本，化生气血，滋养肌肤面容，若脾虚则气血不足，易致面容失养、面容早衰或生面部色斑等；脾主运化水湿，若脾虚则水湿停留，可产生痰湿等病理产物而损伤面容，发生色斑等损容性疾病。肝主藏血，舒畅气机，若肝血不足，则面失所养；肝郁气滞，情志不畅，导致气滞血瘀，则生黧黑斑等损容性疾病。肾主藏精，精血互化，上养面容，则容颜不枯。若肾气不足，精血亏虚，可导致雀斑、黧黑斑；若肾阴不足而不能制火，火热之邪郁结于面部，可出现容颜衰老、面部色斑等损容性疾病。灸疗本穴可调节肝、脾、肾的功能，为美容祛斑、养生保健之要穴。此外，灸疗本穴又可增强机体的免疫力，调节内分泌，特别对妇女阴阳失调、气血不和而致的容颜衰老及面部色斑有显著疗效。

16. 太溪

【归经】足少阴肾经。输穴；原穴。

【定位】内踝高点与跟腱后缘连线的中点凹陷处。

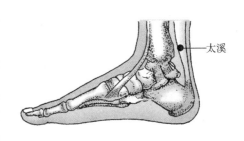

太溪

【主治】肾经失调而致的容颜衰老与损容性病变等，如面色暗黑，黑眼圈，肌肤粗糙，雀斑，黧黑斑等，对白发、脱发亦有疗效。

【按语】本穴为足少阴肾经之输穴、原穴，为补肾之要穴。灸疗本穴有调节肾功能、补肾滋阴及滋阴降火的作用，可治疗肾功能失调而致的容颜衰老、色斑等损容性病变，常与肾俞、三阴交等穴配伍应用。

17. 太冲

【归经】足厥阴肝经。输穴；原穴。

【定位】足背，第1、2趾间的趾蹼缘上方纹头处。

【主治】主要用于肝经功能失调而致的黄褐斑等损容性疾病。

【按语】本穴为足厥阴肝经的输穴、原穴，有疏肝解郁的作用，是人体的"消气穴"。灸疗本穴可治疗因肝郁气滞而致的面色发青、晦暗，黧黑斑等损容性病变。

18. 百虫窝

【归经】经外奇穴。

【定位】屈膝，在大腿内侧，髌底内侧端上 3 寸，即血海上 1 寸。

【主治】主要用于寄生虫而致的面部色斑等损容性病变。

【按语】寄生虫可导致面部色斑，灸疗本穴有驱虫美容及祛斑的作用，可治疗因寄生虫而致的面部色斑。

第三节　胸腹部腧穴

1. 中府

【归经】手太阴肺经。肺之募穴。

【定位】在胸前壁外上方，前正中线旁开 6 寸，平第 1 肋间隙。

【主治】肺经功能失调而致的面色苍白无华、面部色斑、皮炎、白癜风、荨麻疹、风疹等。

【按语】本穴为手太阴肺经的募穴，"肺主皮毛"，肺气的宣发作用将气血津液等营养物质上布于面部而达到滋养面容的作用。如肺气不足，肺失宣发，肺津亏损，则出现面容憔悴、肌肤粗糙、面色苍白无华、容颜衰老及面部色斑等损容性病变。灸疗本穴有补益肺气、宣发肺气、滋阴润燥的作用，可美容养颜、祛斑抗衰等。

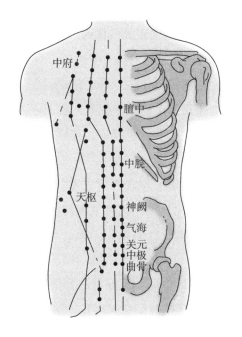

2. 膻中

【归经】任脉。心包募穴；八会穴之气会。

【定位】前正中线上，平第 4 肋间隙；或两乳头连线与前正中线的交点上。

【主治】人体衰老，面容不华，黄褐斑，雀斑，过敏性紫癜，白癜风等。

【按语】本穴为心包经之募穴，八会穴之气会。它上联咽喉，左侧为心，两侧为肺，下连胃口，穴下有胸腺，处在一个非常重要的位置，对人体的生理功能发挥着极其重要的作用。膻中为八会穴之气会，是人体宗气、正气所发之位。宗气是由肺吸入的自然界清气和脾胃所吸收的水谷之精气在胸中结合而成，其分布到肺则为肺气，布散到心则为心气等，是人体正气的总称，维持着人体气机正常的生理功能。俗话说"人活一口气"，故宗气与人体的衰老有着密切的关系，自然也影响了面容的正常与否。灸疗本穴，一可促进气的生成与其功能的正常发挥；二可使气机通畅；三可提高胸腺功能，提高机体免疫力；四可扶正祛邪，祛除致病因素，从而达到抗衰老、美容祛斑的整体调理作用。

3. 中脘

【归经】任脉。胃之募穴；八会穴之腑会。

【定位】前正中线上，脐上 4 寸。

【主治】面色萎黄，容颜衰老，因脾胃功能失调而致的面部色斑等损容性病变。

【按语】本穴为胃之募穴，八会穴之腑会。脾胃为后天之本，主饮食物的消化吸收而化生气血津液，上荣面部则面色红润、容颜常驻。若脾胃功能失调，气血生化无源，不能上养面容，则易出现面色萎黄无华，容颜易衰老；胃经经气不畅，则易导致面部色斑等损容性疾病。灸疗本穴有健脾益胃的作用，可促进营养物质的吸收，促进气血津液的化生而上养面容，亦可疏通经脉、祛除病邪，从而达到美容祛斑、抗衰驻颜的作用。

4. 天枢

【归经】足阳明胃经。大肠募穴。

【定位】脐中旁开 2 寸。

【主治】肠道功能失调而致的面色干枯、面部色斑等损容性病变。

【按语】本穴为大肠之募穴。天枢者，胃肠上升下降之枢纽，将水谷之精微上升于面部以养容颜，将水湿糟粕下降而排出体外，以减少对面部的损害。灸疗本穴可调节肠道功能，使清者升华，浊者下降，又可双向调节治疗泄泻与便秘，从而达到美容祛斑的效果。

5. 神阙

【归经】任脉。

【定位】脐窝中央。

【主治】人体衰老，容颜不华，面部色斑等。

【按语】本穴为气血津液蕴藏之根与分布之门户。脐部的血液循环极为丰富，胎儿在孕育阶段，主要靠脐带的气血供给以维持其正常发育，使出生的婴儿面容嫩泽，健康强壮，生机勃勃；人体出生后，神阙仍有滋养机体与分布气血的作用，如同生命源泉雨露的滋润一样，对人体的生理与面容的滋养发挥着重要作用。灸疗本穴，既有补益气血、扶正祛邪的作用，又有调节肠胃系统的功能，"标本兼治"，从而达到养荣祛斑之目的。

6. 气海

【归经】任脉。肓之原穴。

【定位】前正中线上，脐下 1.5 寸。

【主治】气虚，气滞而致的容颜衰老与面部色斑等损容性病变。

【按语】本穴为肓之原穴，为元气汇聚之处，故称气海。气对人体有着重要的滋养与推动作用，对面容也是如此。如气海空虚则面容失养；气机不畅，经脉滞涩不行，则易发生面容衰老与面部色斑等损容性病变。灸疗本穴，既有扶助正气、推动气血运行的作用，又有调节冲任与肠道功能的功效，从而达到美容祛斑的目的。特别是对气虚、冲任失调、月经失常而致的损容性病变有显著疗效，是美容祛斑不可缺少的腧穴之一，常与关元等穴配伍应用。

7. 关元

【归经】任脉。小肠募穴。

【定位】前正中线上，脐下 3 寸。

【主治】人体衰老，容颜早衰，面部色斑，皮肤干枯，白癜风等。

【按语】本穴为小肠之募穴，足三阴经的交会穴。"关"有闭藏之意，"元"指生命的本元，为"元阴元阳"之所。本穴为抗衰老和美容祛斑的重要腧穴之一，一是集先天与后天之气为一处，先天之精气对人的生、长、壮、老及神志起重要作用；二是脾胃运化的水谷之气聚于此，对人体的生命活动和面容的滋养有着重要意义；三是任脉很重要的腧穴，与孕育胎儿、维持妇女月经等生理功能有关；四是关元还有一个神奇的名称"丹田"，对孕育、滋养人体和面容有着重要作用，是养生保健不可忽视的重要腧穴，有"长寿穴"之称。灸疗本穴，一可补益元气，对人体起滋养和推动作用；二是调节脏腑功能，脏腑调和了，人体的生理功能也就正常了，就会拥有较好的面容；三可调节冲任，疏通经络，维持妇女经血等生理功能，预防和减少损容性疾病的发生；四是可扶正祛邪，使"正气存内，邪不可干"，减少病邪对面容的损伤，病邪祛除了，病邪而致的色斑等损容性病变也就痊愈了。常与气海、中极等穴配合灸疗，有同工之妙。

8. 中极

【归经】任脉。膀胱募穴。

【定位】前正中线上，脐下 4 寸。

【主治】主要治疗冲任失调而致的面容不华、面部色斑等损容性病变。

【按语】本穴为膀胱之募穴，具有调节冲任的作用。灸疗本穴可调节冲任，对妇女月经不调、带下、盆腔炎等妇科疾病而致的面色不华、面部色斑起防治作用；同时有调节泌尿系统的作用，对泌尿系统疾病而致的面部色斑也有防治作用。

9. 曲骨

【归经】任脉。

【定位】前正中线上，脐下 5 寸，当耻骨联合上缘中点处。

【主治】主要用于冲任失调导致的妇科病与男性病而致的损容性病变。

【按语】本穴为任脉靠近骨盆的一个腧穴，灸疗本穴可防治妇科与男科疾病而致的损容性疾病，其作用机理与中极穴相同。

第四节　颈背部腧穴

1. 风池

【归经】足少阳胆经。

【定位】胸锁乳突肌与斜方肌上端之间的凹陷处，平风府穴。

【主治】黄褐斑，风疹，皮肤瘙痒症，神经性皮炎，脱发，眼睑下垂，面瘫，面肌痉挛等。主要用于风邪所致或与风邪相关的损容性疾病。

【按语】本穴为足少阳胆经在颈部的一个重要腧穴，具有祛风散邪的作用。风为"百病之长"，其性"善行而数变"，"风邪为病，上先受之"。面部色斑等损容性病

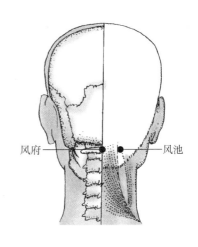

风府———风池

变，多与风邪侵袭有关，或由风邪夹其他病邪而侵犯面部所致。灸疗本穴，可祛风散邪，对防治风邪所致的容颜衰老与损容性病变有良好效果。

2. 大椎

【归经】督脉。

【定位】后正中线上，第 7 颈椎棘突下凹陷中。

【主治】黄褐斑，雀斑，痤疮，红斑狼疮，脂溢性皮炎，湿疹，银屑病等。

【按语】本穴为清热利湿解毒的重要腧穴，灸疗本穴可清热散邪、利湿解毒，主要防治湿热毒邪内蕴而上犯面部导致的损容性疾病。常与曲池、尺泽、委中、阴陵泉配伍应用。

3. 肺俞

【归经】足太阳膀胱经。肺之背俞穴。

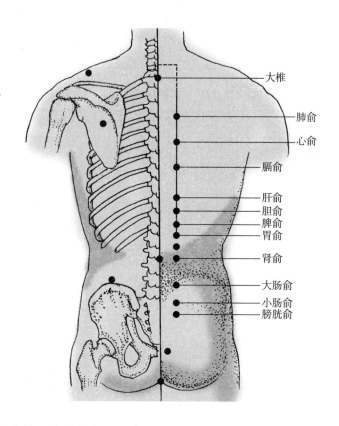

大椎

肺俞
心俞

膈俞

肝俞
胆俞
脾俞
胃俞

肾俞

大肠俞

小肠俞
膀胱俞

【定位】第3胸椎棘突下，旁开1.5寸。

【主治】面色苍白不华，肌肤粗糙，黄褐斑，雀斑，白癜风，银屑病，神经性皮炎，痤疮，扁平疣等。

【按语】本穴为肺的背俞穴，肺与面容有着密切的关系，肺主皮毛，肺气宣发，将气血津液输布于面部而营养肌肤。如肺气不能宣发，各种营养物质不能到达面部以滋养面容，就会出现面色苍白无华、肌肤粗糙、容颜衰老，或生黄褐斑、雀斑；肺主肃降，将痰饮与水湿排出体外，如肺气不降，则痰饮水湿不能排出，痰饮等病理产物损伤面容，就会导致面部色斑等损容性病变。灸疗本穴既可补益肺气、养颜美容，又可通降肺气，将痰湿排出体外，以减轻病理性致病因素对容颜的损伤，故能防治容颜衰老、面部色斑等损容性病变。

4. 心俞

【归经】足太阳膀胱经。心之背俞穴。

【定位】第 5 胸椎棘突下，旁开 1.5 寸。

【主治】面色不华，黄褐斑，雀斑，皮炎，痤疮，面肌痉挛等。

【按语】本穴为心的背俞穴，心与面容有着密切关系。"心主血，其华在面"，心血能滋养面容，心血不足则面色不华，久之则容颜衰老；心血瘀阻则面色青紫，久之则面生色斑。面部血脉非常丰富，故美容祛斑应从心脉入手。灸疗本穴既可补益心之气血，又可活血化瘀、疏通经络。故既能防治心之气血不足所致的容颜衰老、面色不华、色斑等，又能防治气滞血瘀、经脉不通而致的黄褐斑、雀斑等损容性病变。

5. 膈俞

【归经】足太阳膀胱经。八会穴之血会。

【定位】第 7 胸椎棘突下，旁开 1.5 寸。

【主治】黄褐斑、雀斑、黧黑斑、红斑狼疮、过敏性紫癜、硬皮病等。

【按语】本穴为八会穴之血会，具有补血活血的作用。灸疗本穴主要用于治疗血虚或血瘀所致的损容性病变，常与心俞、血海、内关等腧穴配合应用。

6. 肝俞

【归经】足太阳膀胱经。肝之背俞穴。

【定位】第 9 胸椎棘突下，旁开 1.5 寸。

【主治】面色青晦、眼周发黑、黄褐斑、雀斑、紫癜、视力减退、眼睑下垂、面肌痉挛等。

【按语】本穴为肝的背俞穴，肝与美容祛斑有着密切关系。肝主藏血，对面容有滋养作用，如肝血不足则面容衰老，肝血瘀阻则面色青晦、面部色斑等；肝主疏泄，与情志密切相关，经常情志不调，则会影响面容或出现损容性病变；肝开窍于目，如肝血不足，经脉阻滞，则常出现眼周发黑、眼周色斑、眼睑下垂等。灸疗本穴有补益肝血、疏肝理气的作用，可防治因肝血不足、肝郁气滞而致的容颜衰老、面部色斑等损容性病变。

7. 脾俞

【归经】足太阳膀胱经。脾之背俞穴。

【定位】第 11 胸椎棘突下，旁开 1.5 寸。

【主治】面色萎黄，黄褐斑，面部皱纹，白癜风，银屑病，各种皮炎，湿疹，眼睑下垂，眼袋形成，皮肤松弛，面瘫，口角流涎等。

【按语】本穴为脾之背俞穴，脾与面容有着密切关系。"脾主运化"，一是将脾胃吸收的水谷之精微化生为气血津液而运输面部，起滋养面容的作用；二是将水湿运输至肾与膀胱而排出体外，以防水湿停留而损伤面容。如脾虚不能化生气血，则导致面容失养而出现容颜衰老、面色萎黄；脾虚不运，则水湿停留而损伤面容，导致面部色斑等损容性病变。灸疗本穴可使面部肌肉丰满，对面部肌肉松弛、肌肤粗糙、眼睑下垂、眼袋形成、面部皱纹等损容性病变有良效，可达由里而外的自然美。常与足三里、三阴交等腧穴配伍应用，其效更佳。

8. 肾俞

【归经】足太阳膀胱经。肾之背俞穴。

【定位】第 2 腰椎棘突下，旁开 1.5 寸。

【主治】黧黑斑，雀斑，面色发黑，面部皱纹，颜面浮肿，须发早白，耳鸣耳聋等。

【按语】本穴为肾之背俞穴，肾与躯体及面容的衰老有着密切关系，为人体重要的抗衰老穴之一。"肾主藏精"，而精主持着人的生、长、壮、老、已，有了肾精的滋养，可延缓躯体与面容的衰老，如肾精不足，则面失所养，易致容颜衰老或面生色斑等；"肾主水液"，肾对人体的水液代谢有重要的调节作用，如肾气不足，则水液代谢失常，可损伤面容而导致面色发黑（肾主黑色），易生黧黑斑，出现颜面浮肿、脱发早白等损容性病变。灸疗本穴有补肾益精、温补肾阳、抗衰驻颜、聪耳明目、促进水液代谢等作用，从多方面达到美容祛斑、延年益寿的作用。

9. 胆俞

【归经】足太阳膀胱经。胆之背俞穴。

【定位】第 10 胸椎棘突下，旁开 1.5 寸。

【主治】面色发黄，黄褐斑，雀斑，痤疮，银屑病等。

【按语】本穴为胆之背俞穴，胆有贮存、排泄胆汁的功能，参与油脂的消化吸收。如胆汁排泄不利，则会影响油脂的消化吸收，油脂在体内累积日久，变为湿热毒邪而损伤面容，导滞面部黄褐斑等；如胆汁郁积，溢于肌肤，轻则面色发黄，重则目睛黄染、肌肤黄疸等。灸疗本穴，有疏肝利胆的作用，肝胆疏利，则以上损容性病变自会消失。常与肝俞、阳陵泉、阴陵泉配伍应用。

10. 胃俞

【归经】足太阳膀胱经。胃之背俞穴。

【定位】第 12 胸椎棘突下，旁开 1.5 寸。

【主治】面色不华，肌肤粗糙，黄褐斑，痤疮，酒渣鼻等。

【按语】本穴为胃之背俞穴，与面容也有一定的关系。胃为后天之本，"仓廪之官"，主饮食物的摄纳、熟腐、消化吸收。胃吸收的水谷之精微，经脾、肺运化与输布，上养面容。如胃气虚弱，则饮食不振，水谷精微不能消化吸收，气血生化无源，导致面容失养；胃的消化吸收功能下降，则易形成积食与病邪，久之就会损伤面容而致损容性病变。灸疗本穴，可健胃消食，促进饮食物的消化吸收，以养面容；又可消食祛邪，减少对面容的损伤，以达美容祛斑之目的。

11. 大肠俞、小肠俞

【归经】足太阳膀胱经。大肠俞为大肠之背俞穴；小肠俞为小肠之背俞穴。

【定位】大肠俞位于第 4 腰椎棘突下，旁开 1.5 寸；小肠俞位于第 1 骶椎棘突下，旁开 1.5 寸，约平第 1 骶后孔。

【主治】面容不华，肌肤干燥，面部黄褐斑，痤疮等损容性病变。

【按语】本穴为大肠、小肠之背俞穴，与美容祛斑灸法的应用密切相关。大小肠将胃消化吸收的饮食进行进一步的消化吸收，营养物质与部分水分经肺、脾的运化与输布，起营养面容的作用，并将剩余的糟粕排出体外。如大小肠的功能失调，水谷之精微不能被吸收，则面容失养；糟粕不能排出，变为致病因素，则损伤面容而致损容性病变。故临床常见慢性腹泻和便秘的患者，常伴发面部色斑、痤疮等。灸疗本穴，有调理大小肠功能的作用，可防治面部色斑、痤疮等损容性病变。灸疗时常与脾俞、胃俞、天枢等腧穴配伍应用，有相得益彰之效。

12. 膀胱俞

【归经】足太阳膀胱经。膀胱之背俞穴。

【定位】第 2 骶椎棘突下，旁开 1.5 寸，约平第 2 骶后孔。

【主治】面部锈斑，颜面浮肿等。

【按语】本穴为膀胱的背俞穴，与机体水液代谢相关。如膀胱功能失调，气化不利，则水液排泄障碍，水湿上犯面部，导致面部锈斑等。灸疗本穴，有调理膀胱的功能，可促进水液代谢，减少水湿对面部的损伤，以达美容祛斑之目的。灸疗时常与肾俞、关元、三阴交等穴配伍应用，以取脏腑同治、标本兼顾之效果。

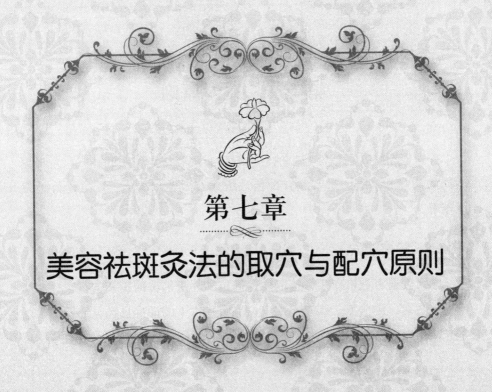

第七章

美容祛斑灸法的取穴与配穴原则

第一节　取穴原则

首先根据腧穴的特性与主治，选取具有美容祛斑作用的腧穴，再根据不同的病症和辨证，进行腧穴配伍，组成有效灸疗处方，使之更好地发挥作用。

一、局部取穴

腧穴普遍有近治作用，选取病变部位和邻近部位的腧穴进行灸疗。如额前的色斑，选头维、印堂、阳白；下眼睑以下的面部色斑，选四白、巨髎；面颊部的色斑，选颊车、下关；鼻与口角部的色斑，选地仓、迎香。

二、循经取穴

以经络的理论为依据，以经络的循行为参照，进行循经取穴，更能发挥腧穴的远治作用。某一经脉或脏腑导致的容颜衰老与面部色斑等损容性疾病，选取本经循行部位的腧穴或脏腑本经的腧穴施灸，并可取表里经、同名经或相关经脉的腧穴配伍应用。如面部色斑因足阳明胃经与胃腑功能失调而致，则选足阳明胃经的足三里、上巨虚、下巨虚、丰隆穴，配伍与其相表里脾经的三阴交穴，手阳明大肠经的曲池、合谷穴，相关经脉足太阳膀胱经的胃俞穴等。

三、辨证取穴

辨证论治是针灸治疗疾病必须遵循的原则，美容祛斑灸法也是如此，辨证论治应贯穿于整体治疗过程中。在具体应用中，辨证取穴是一个重要的环节，只有进行辨证取穴，才能抓住病变的本质进行治疗。

一是根据病因、病变部位、病变机制，进行辨证取穴。例如面部色斑，有外邪侵袭、血虚、血瘀、痰湿、肝郁、肾虚等证型。外邪侵袭证，取具有疏散外邪作用的合谷、外关等穴；血虚证，选具有补血作用的心俞、脾俞、足三里、三阴交、血海等穴；痰湿阻滞证，取具有化痰利湿作用的丰隆、阴陵泉等穴；肝郁证，取具有疏肝理气作用的肝俞、太冲等穴；肾虚证，取具有补肾作用的肾俞、太溪等穴。

二是根据辨证与穴位性质，选取相关的腧穴施灸，以补虚泻实、扶正祛邪。如面部色斑，有湿热蕴结、寒湿凝滞、阴虚火旺等证型。湿热蕴结证，取有清利湿热作用的大椎、曲池、阴陵泉等穴；寒湿凝滞证，取具有散寒化瘀作用的命门、关元、血海等穴；阴虚火旺证，取具有滋阴降火作用的太溪、太冲等穴。

三是根据经脉的虚实与脏腑的虚实，正确应用本经补泻、异经补泻等方法进行施灸。补虚者，主要通过补其本经、补其异经、"虚则补其母"的方法而辨证取穴；泻实者，主要通过泻其本经、泻其表里经、"实则泻其子"的方法而辨证取穴。泻本经者，一般多取本经的合穴，如手太阴肺经之合穴尺泽、手阳明大肠经之合穴曲池。病在脏腑，脏腑虚者，以俞穴补之，如肺俞、心俞、脾俞、肝俞、肾俞等。脏腑实者，以募穴泻之，如中府、天枢、中脘等。虚实夹杂者，当补泻兼施，如脾虚肝郁型的面部色斑，补太阴脾经的三阴交，泻厥阴肝经的太冲穴。

四、随症取穴

随症取穴，亦称对症取穴，根据经络理论与腧穴的主治作用及特殊功能而定。如面部色斑，心血不足者，可伴见失眠多梦，取具有安神作用的四神聪、神门；自汗、盗汗者，取具有滋阴止汗作用的阴郄、复溜等穴。

凡此种种，均为随症取穴的典范。

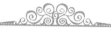

第二节　配穴原则

美容祛斑灸法的配穴是在选穴的基础上组成灸疗处方，即选取主治相同与相近，或具有协同治疗作用的腧穴相应配伍应用。具体应用时，通过辨证，分清主症与兼症，突出主穴，配伍次穴，起到协调治疗作用，才能发挥疗效。故配伍是否得当，会直接影响治疗效果。主要的配穴方法有按部配穴法与按经配穴法。

一、按部配穴

按部配穴是结合身体的一定部位进行配穴的一种形式，以充分发挥腧穴的局部治疗作用和远端治疗作用。头面、胸腹和腰背部腧穴多产生局部治疗作用，四肢肘、膝关节以下的腧穴基本上都有远端治疗作用。体现了经络学说的标本根结理论。具体可分为局部配穴法、上下配穴法、前后配穴法、左右配穴法、三部配穴法等。

（一）局部配穴法

对于病变部位比较明确、比较局限的病症以及某些器质性病变，可以采用局部配穴法，以疏调局部的经络之气。如面容衰老、面部色斑、面部皱纹等，多配头面部的腧穴，如印堂、太阳、百会、头维、四白、地仓、颊车、下关等；胃痛配中脘、梁门、不容、承满；膝关节病配膝眼、鹤顶、阳陵泉、阴陵泉等。

（二）上下配穴法

上下配穴法在针灸临床上应用最广。上指上肢或腰部以上，下指下肢或腰部以下。将《灵枢·终始》所说的"病在上者下取之，病在下者高取之，病在头者取之足，病在足者取之腘"结合在一起综合应用，就成为上下配穴。如面部色斑，上取四白、合谷，下配足三里、内庭；胸腹满闷，上取内关，下配公孙；头项强痛，上取大椎，下配昆仑；子宫脱垂，上取百会，下配气海等。

（三）前后配穴法

前后配穴法又称"腹背阴阳配穴法"，是以身体前后部位所在腧穴相互配伍的方法。《黄帝内经》中称"偶刺"。如面容衰老，前取膻中、中脘，后配肺俞、心俞；面部色斑，前取印堂、四白，后配风池、大椎；迎风流泪，前取睛明、承泣，后配风池、翳风；胃脘疼痛，前取中脘、梁门，后配胃俞、筋缩；咳嗽、气喘，前取天突、膻中，后配肺俞、定喘；中风、失语，前取廉泉、承浆，后配风府、哑门；脊柱强痛，前取水沟、龈交，后配脊中、身柱；遗精、阳痿，前取气海、关元，后配命门、肾俞。凡此种种，均属于前后配穴法。

（四）左右配穴法

由于十二经脉的循行是左右对称的，有的还具有左右交叉的特点，所以《素问·阴阳应象大论》又提出了"以右治左，以左治右"的配穴方法。与《灵枢·官针》中的"巨刺""缪刺"相类似，故又称"交经缪刺法"。经络在人体呈左右对称分布，保持着相对的平衡。在病理情况下，如果一侧虚而不足，另一侧就显得实而有余。反之，如果一侧实而有余，另一侧就显得虚而不足。这就可以用左右配穴法来补虚泻实。金元时期窦汉卿《针经指南·标幽赋》曰："交经缪刺，左有病而右畔取。"左右配穴既可以左右交叉取（左病取右或右病取左），也可以左右对称取（左右同取）。此法对于治疗面部色斑、痤疮、面瘫、头痛、牙痛、风湿痹痛、扭伤以及半身不遂等病症常有独到之处。病症发作时灸对侧，病症后期灸健侧，以调节左右气血，促使经络平衡。左右交配穴多用于治疗头面疾患，如左侧面瘫取同侧地仓、颊车，配右侧合谷、手三里；右侧偏头痛取同侧太阳、头维，配左侧外关、足临泣。左右对称配穴多用于治疗内脏疾患，例如胃痛取双侧梁门、足三里；咳嗽取双侧肺俞、膏肓等。

（五）三部配穴法

三部配穴法就是在病变的局部、邻近和远端同时选穴，配伍成方（古称"天、人、地三才"配穴法）。临床应用极为广泛。如面部色斑，取局部的四白穴，邻近的太阳、颊车穴，远端的足三里、丰隆穴相配；眼病取局部的睛明穴，邻近的风池穴，远端的光明穴相配；失语取颏下的廉泉，项部的哑门，上肢的通里相配；痔疮取局部的长强，骶部的次髎，下肢的承山相配；肩周炎取局部的肩髃，邻近的曲池，远端的阳陵泉相配；肝病取肝区的期门，背部的肝俞，远端的太冲相配；胃病取腹部的中脘、梁门，背部的胃俞，四肢的内关、足三里等相配。

二、按经配穴

按经配穴，即按经脉的理论和经脉之间的联系配穴。常见的有本经配穴、表里经配穴、同名经配穴、子母经配穴、交会经配穴等五种方法。

（一）本经配穴法

在美容祛斑时或当某一脏腑、经脉发生病变而未涉及其他脏腑、经脉时，即遵循"不盛不虚，以经取之"的治疗原则，选取本经脉的腧穴配伍成方。如面容衰老、面部色斑、皮肤粗糙，因手太阴肺经与肺功能失调而致者，取本经的中府、列缺、太渊、尺泽相配；因足阳明胃经功能失调而致者，取本经的四白、地仓、颊车、足三里、丰隆穴相配；少阳头痛，以足少阳胆经的率谷、风池、足临泣、足窍阴相配等。

（二）表里经配穴法

表里经配穴法是以脏腑、经脉的阴阳表里关系为依据的配穴方法。是根据《素问·阴阳应象大论》"从阴引阳，从阳引阴"的理论制定的。具体方法是：某一脏腑、经脉有病，除选取本经脉的腧穴以外，同时配以表里经有关腧穴。如面部色斑等损容性疾病，取足太阴脾经的血海、阴陵泉、三阴交穴，配足阳明胃经的足三里、丰隆穴等；心绞痛，取手厥阴心包经的内关，配手少阳三焦经的外关（可采取透穴形式）；肝病，取以足厥阴肝经的期门、太冲，配足少阳胆经的阳陵泉；胃痛，取足阳明胃经的梁门、足三里，配足太阴脾经的公孙；遗尿，取足太阳膀胱经的委中、肾俞，配足少阴肾经的太溪等。《灵枢·五邪》所记"邪在肾则病骨痛……取之涌泉、昆仑"，也是病邪在肾而以足少阴经和足太阳经腧穴配伍应用的实例。

（三）同名经配穴法

同名经配穴法是在同名经"同气相通"的理论指导下，以手足同名经腧穴相配。如面部病症，取手阳明大肠经的曲池、合谷穴，配足阳明胃经的四白、迎香、地仓、颊车、足三里等穴；牙痛、面瘫、阳明经头痛，取手、足阳明经的合谷、内庭相配；落枕、急性腰扭伤、太阳经头痛，以手足太阳经的后溪、昆仑相配；耳鸣、偏头痛、胸胁痛，以手足少阳经的支沟、阳陵泉相配；失眠、多梦，以手足少阴经的神门、太溪相配等。隋·杨上善《黄帝内经太素》所谓："手太阴、阳明之上有病，宜疗足太阴、阳明……足太阴、阳明之下有病，宜疗手太阴、阳明。"不但是同名经配穴法的早期应用，而且还是将同名经选穴法与上下颠倒选穴法有机结合的范例。

（四）子母经配穴法

子母经配穴是参照脏腑及十二经脉的五行属性，根据"虚则补其母，实则泻其子"的治疗原则制定配穴方法。如面色不华、面部色斑，伴见体弱羸廋者，除取手太阴肺经腧穴及肺的背俞穴外，还根据"土生金""虚则补其母"的原理，另配以足太阴脾经、足阳明胃经腧穴及背俞穴，如血海、三阴交、足三里、脾俞、胃俞，以培土生金；肝阳上亢引起的头晕、头痛、目赤肿痛等，除取足厥阴肝经太冲、行间穴外，还根据"木生火""实则泻其子"的原理，另配手少阴心或手厥阴心包经腧穴，如神门、少冲、少府、内关，以泻火平肝。

（五）交会经配穴法

交会经配穴法即按经脉的交叉、交会情况来配穴。某一病变部位有数条经脉交会或某一病症与数条交会经脉有关，都可按此法配穴。例如前额和偏头部位有足阳明胃经与足少阳胆经交会，那么偏正头痛可取分属二经的头维、阴白、率谷、内庭、足临泣；髀枢部位有足太阳、足少阴经交会，故髀枢部疼痛可取两经的交会穴环跳，配分属二经的秩边、承扶、巨髎、阳陵泉；泌尿、生殖系统和妇科疾患多与任脉、足三阴经病理变化相关，故常取任脉的关元、中极，配足三阴经交会穴三阴交治之。

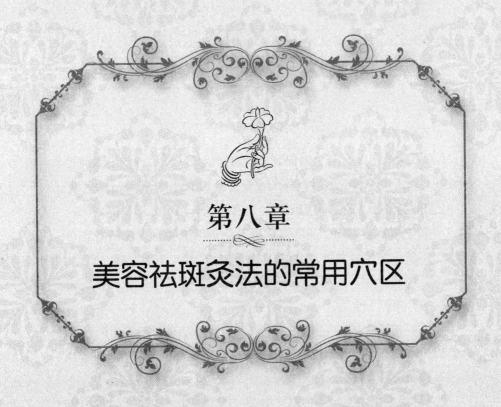

第八章

美容祛斑灸法的常用穴区

第一节 头面、颈项部穴区

1. 百会穴区

【穴区组成】由百会、四神聪、前顶穴组成，从后神聪始到前神聪、前顶穴止，旁及左右神聪穴。使隔灸物覆盖约长 10cm、宽 4cm 的区域。

【功能与应用】百会为诸阳之会，有醒脑开窍、升阳举陷之功，主治中风、头痛、眩晕、癫痫、脱肛、阴挺等症；四神聪有安神镇静之功，主治失眠、多梦、神经衰弱等；前顶有醒脑通络之效，主治头痛、眩晕、中风、癫狂等。诸穴合用，可用于头脑的养生保健，并可治疗脑血管疾病、神经系统疾病、内脏下垂等。

在美容祛斑灸法的应用中，常用于心脑神经衰弱与头面阳气不能布散所致的面容衰老、面部色斑等，常与面部穴区配伍施灸。

2. 前额穴区

【穴区组成】由上星、神庭、眉冲、印堂穴组成，从上星穴始到印堂穴止，旁及两侧眉冲穴。使隔灸物覆盖约长 10cm、宽 5cm 的区域。

【功能与应用】上星、神庭有散风通窍、镇静安神、清利头目之功，主治头痛、眩晕、失眠、癫痫、鼻渊等。眉冲有祛风、明目、安神之功，主治头痛、目疾等。印堂有清利头目、通窍止痛之功，主治前头痛、鼻塞不通等症。诸穴合用，可用于前额的养生保健，并可治疗神经性头痛、精神分裂症、癫痫、神经衰弱、鼻炎、鼻窦炎等。

在美容祛斑灸法的应用中，常用于外邪侵袭面部、气血运行不畅所致的面容衰老、面部色斑等，对前额与眼部的皱纹也有一定的疗效，常与面部其他穴区配伍施灸。

3. 鼻部穴区

【穴区组成】由迎香、鼻根穴组成，从迎香始到鼻根部止。使隔灸物覆盖约长 6cm、宽 1.5cm 的区域。

【功能与应用】迎香在鼻翼外缘中点旁，鼻根穴在鼻根部，两穴具有通鼻开窍、祛风通络之功。可用于鼻的养生保健，并可治疗鼻炎、鼻窦炎所致的鼻塞流涕、头痛等症。

在美容祛斑灸法的应用中，常用于阳明经功能失调而致的面容不华、面部色斑、酒渣鼻、白癜风、口鼻歪斜等，常与合谷穴区配伍施灸。

4. 四白穴区

【穴区组成】由承泣、四白、巨髎穴组成，从承泣始到巨髎穴止。使隔灸物覆盖约长 4cm、宽 2cm 的区域。

【功能与应用】承泣穴在面部瞳孔直下；四白穴在面部瞳孔直下，眶下孔凹陷处；巨髎在瞳孔直下，平鼻翼下缘处，当鼻唇沟外侧。本穴区具有祛风散邪、通经活络之功。可用于面部的养生保健，并可治疗鼻病、面神经麻痹、面神经痛等症。

在美容祛斑灸法的应用中，常用于各种病因而致的面容不华、面部色斑、面部湿疹、皮炎、面肌痉挛、面瘫等损容性疾病，常与外关穴区、合谷穴区、胃肠穴区配伍施灸。

5. 面颊穴区

【穴区组成】由地仓、大迎、颊车、下关穴组成。使隔灸物覆盖约长 8cm、宽 7cm 的区域。

【功能与应用】本穴区有祛风活络、通经开窍之功。可用于面部的养生保健，并可治疗面瘫、面痛、腮腺炎、牙痛、牙关紧闭等。

在美容祛斑灸法的应用中，常用于面容衰老、面部色斑、面瘫、面肌痉挛等，常与合谷穴区配伍施灸。

6. 颈部穴区

【穴区组成】由颈 1 ～ 7 督脉线，哑门及颈 1 ～ 7 夹脊穴组成。使隔灸物覆盖约长 12cm、宽 4cm 的区域。

【功能与应用】本穴区具有通督脉、散风通络、活血祛瘀之功。可用于颈部的养生保健，并可治疗颈椎病、颈项强直、后头痛、肩臂痛、上肢疾病等。

在美容祛斑灸法的应用中，常用于督脉失养、风邪外侵所致的面部疾病和伴有颈部病症者。

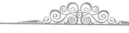

第二节　胸腹、背部穴区

1. 背俞上穴区

【穴区组成】由大杼、风门、肺俞、厥阴俞、心俞、督俞穴组成。使隔灸物覆盖约长 18cm、宽 6cm 的区域。

【功能与应用】大杼为骨会，可强筋骨、通经络，合风门疏散风邪、宣肺解表；肺俞为肺之背俞穴，有宣肺止咳、益气和营之功；厥阴俞、心俞为心与心包之背俞穴，可养心安神、宁心和营，合督脉宽胸理气、通络止痛。诸穴合用，可用于心肺的养生保健，并可治疗心肺系统疾患，如感冒、咳喘、心悸、心痛、胸背痛、肋间神经痛、神经衰弱等。

在美容祛斑灸法的应用中，常用于心肺功能失调而致的面容衰老、面部色斑等损容性疾病，常与面部穴区、外关穴区、膻中穴区配伍施灸。

2. 背俞中穴区

【穴区组成】由膈俞、肝俞、胆俞、脾俞、胃俞穴组成，使隔灸物覆盖约长 18cm、宽 6cm 的区域。

【功能与应用】膈俞为血会，有利气宽胸、活血化瘀之功；肝俞、胆俞为肝胆之背俞穴，有疏肝利胆、行气通络之效；脾俞、胃俞为脾胃之背俞穴，有健脾益胃、利湿导滞之功。肝、胆、脾、胃之脏腑，在生理与病理上相互影响，诸穴相合，相互为用，与膈俞相配，对肝、胆、脾、胃气滞血瘀者更为适宜。可用于肝、胆、脾、胃的养生保健，并可治疗胁肋与胃脘痛、胃炎、肝炎、胆囊炎、黄疸、水肿、泄泻等。

在美容祛斑灸法的应用中，常用于肝胆脾胃功能失调或与其相关的疾病所致的面容衰老、面部色斑等损容性疾病，常与面部穴区、中脘穴区、胃肠穴区配伍施灸。

3. 背俞下穴区

【**穴区组成**】由三焦俞、肾俞、气海俞、大肠俞、关元俞、小肠俞、膀胱俞穴组成。使隔灸物覆盖约长 20cm、宽 6cm 的区域。

【**功能与应用**】三焦俞可通利三焦，利水消肿；肾俞益肾壮阳，强腰利水；气海俞、关元俞培元固本，调理下焦；膀胱俞通利水道。诸穴合用，可用于肾与膀胱、肠的养生保健，并可治疗虚劳、腰痛、泄泻、遗精、遗尿、尿闭、月经不调等症。亦常用于泌尿系统炎症、盆腔炎症、性功能障碍等疾病。

在美容祛斑灸法的应用中，常用于肾、膀胱、大小肠功能失调或与其相关的疾病所致的面容衰老、面部色斑等损容性疾病，常与面部穴区、关元穴区、太溪穴区配伍施灸。

4. 膻中穴区

【**穴区组成**】由中庭、膻中、玉堂、紫宫穴组成。使隔灸物覆盖约长 11cm、宽 6cm 的区域。

【**功能与应用**】中庭理气宽胸，和胃降逆；膻中为心包经募穴、八会穴之气会，有调整心脏功能、理气活血、宽胸利膈之效。诸穴合用，可用于心、肺的养生保健，并可治疗胸痛、心痛、咳嗽、气喘、呕吐、呃逆等。

在美容祛斑灸法的应用中，常用于心、肺气虚所致的面容衰老、面部色斑等损容性疾病，常与面部穴区、背俞上穴区、关元穴区配伍施灸。

5. 期门穴区

【**穴区组成**】由期门、日月穴组成。使隔灸物覆盖约长 7cm、宽 6cm 的区域。

【**功能与应用**】期门穴为肝之募穴，日月穴为胆之募穴，本穴区具有疏肝利胆、通经止痛之功。可用于肝胆的养生保健，并可治疗肋间神经痛、痞块、鼓胀等。

在美容祛斑灸法的应用中，常用于肝血不足、肝气郁结所致的面容衰老、面部色斑等损容性疾病；常与面部穴区、背俞中穴区配伍施灸。

6. 中脘穴区

【**穴区组成**】由任脉的上脘、中脘、建里、下脘穴，足少阴肾经的腹通谷、阴都、石关、商曲穴组成。使隔灸物覆盖约长 10cm、宽 6cm 的区域。

【**功能与应用**】任脉之中脘为手太阳、手少阳、足阳明、任脉之会，胃之募穴，八会穴之腑会。能调节胃功能，促进胃与十二指肠炎症吸收及溃疡愈合，是治胃病之要穴。与上脘、下脘、建里穴相合，具有健脾和胃、理气止痛、消食降逆之功。足少阴肾经在腹部腧穴腹通谷、阴都、石关、商曲与以上四穴相对，加强了调理脾胃、理气散瘀之功。本穴区的2条经脉、8个腧穴涉及整个胃部，可用于胃的养生保健，并可治疗胃脘胀痛、胃炎、胃十二指肠球部溃疡、呕吐、泄泻、消化不良等。

在美容祛斑灸法的应用中，常用于脾胃虚弱或脾胃疾病所致的面容衰老、面部色斑等损容性疾病，常与面部穴区、背俞中穴区、胃肠穴区配伍施灸。

7. 神阙穴区

【穴区组成】以神阙为中心，涉及脐上1寸的水分穴、脐下1寸的阴交穴、脐旁2寸的天枢穴。使隔灸物覆盖约长6cm、宽9cm的区域。

【功能与应用】脐部血液循环丰富，药物易于渗透吸收，故神阙穴为施灸要穴，灸效显著，可有回阳固脱、调理肠胃之功，与上下之水分、阴交相配，有良好的温补下焦、健脾利水之效；天枢为大肠募穴，可调理肠道气机，有止泻、通便双向作用。诸穴合用，可用于气血与肠的养生保健，并可治疗中风脱证、休克、腹泻、水肿、带下、崩漏等。

在美容祛斑灸法的应用中，常用于正气不足、气血失和、肠功能失调所致的面容衰老、面部色斑等损容性疾病，常与背俞下穴区、关元穴区、三阴交穴区配伍施灸。

8. 关元穴区

【穴区组成】由气海、石门、关元、中极、曲骨穴组成。使隔灸物覆盖约长11cm、宽6cm的区域。

【功能与应用】以上四穴均在脐下任脉线上，具有温补下焦、培本固元之功，是人体重要的补益强壮穴位，可提高机体的免疫力，调整肠功能与肾功能。石门为三焦之募穴；关元为足三阴、任脉之会，小肠之募穴；中极为膀胱经之募穴，有固精、利尿、止带之效，对泌尿、生殖系统有调节作用。诸穴合用，为养生保健的重要穴区，并可治疗虚劳、阳痿、遗精、小便不利、水肿、月经不调、前列腺炎、盆腔炎、附件炎等。

在美容祛斑灸法的应用中，常用于元气不足、冲任失调或妇科病所致的面容衰老、面部色斑等损容性疾病，常与背俞下穴区、三阴交穴区配伍施灸。

9. 腹股穴区

【穴区组成】由气冲（腹股沟稍上方，当脐中下 5 寸，距前正中线 2 寸）、夹阴（平耻骨联合上缘，左右侧腹股沟处）、冲门（腹股沟外侧，距耻骨联合上缘中点 3.5 寸）穴组成。使隔灸物覆盖约长 11cm、宽 6cm 的区域。

【功能与应用】二穴下有髂动静脉与髂腹股沟神经分布，深层有精索（男）或子宫圆韧带（女）经过。有疏通经脉、清利湿热、活血化瘀之功，又可促进血液循环，调节盆腔内器官的神经，起综合治疗作用。可用于男性和女性的养生保健，并可治疗少腹及腹股沟疼痛、前列腺炎、盆腔炎、精索与睾丸炎症、男性不育、子宫脱垂、疝气等。

在美容祛斑灸法的应用中，常用于冲任失调或妇科病所致的面容衰老、面部色斑等损容性疾病，常与背俞下穴区、关元穴区、三阴交穴区、妇科穴区配伍施灸。

10. 带脉穴区

【穴区组成】由五枢、维道、带脉穴组成。使隔灸物覆盖约长 12cm、宽 6cm 的区域。

【功能与应用】带脉者，环绕腰腹部一周，经过十四椎，交会于足少阳胆经的带脉、五枢、维道三穴，其功用为总束诸脉、健运腰腹与下肢。腰腹者，为胞宫和下焦之位，固摄下元，通冲、任二脉，与男女生殖器官的关系尤为密切。诸穴合用，可用于女性的养生保健，并可治疗腰胁痛、侧腹痛、经闭、月经不调、带下、子宫脱垂、疝气、男性病等。

在美容祛斑灸法的应用中，常用于冲任、带脉失调或妇科病所致的面容衰老、面部色斑等损容性疾病，常与背俞下穴区、腹股穴区、妇科穴区、三阴交穴区配伍施灸。

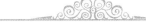

第三节　四肢部穴区

1. 曲池穴区

【穴区组成】由曲池、肘髎、手三里穴组成。使隔灸物覆盖约长 12cm、宽 6cm 的区域。

【功能与应用】曲池为手阳明大肠经之合穴，配同经上下之肘髎、手三里，具有疏风清热、调气和中、降逆通络之功。可用于肘部的养生保健，并可治疗肘臂麻木疼痛、感冒、中风、高血压、牙痛、面颊肿痛或麻痹等。

在美容祛斑灸法的应用中，常用于风热与阳明经热盛所致的面容衰老、面部色斑、面部痤疮等损容性疾病，常与大椎穴区、阴陵泉穴区配伍施灸，用泻法。

2. 二泽穴区

【穴区组成】由尺泽、曲泽穴组成。使隔灸物覆盖约长 6cm、宽 5cm 的区域。

【功能与应用】尺泽为手太阴肺经之合穴，具有清肺舒筋通络之功；曲泽为手厥阴心包经之合穴，具有清心泄热开闭之效。可用于肘部的养生保健，并可治疗胸痛、心痛、肺热咳血、心热烦渴、咽喉肿痛、小儿惊风、肘臂挛痛、屈伸不利等，对肺心病有一定的治疗作用。

在美容祛斑灸法的应用中，常用于肺热与阴虚肺燥所致的面容衰老、面部色斑、面部痤疮等损容性疾病，常与背俞上穴区、合谷穴区配伍施灸，用泻法。

3. 外关穴区

【穴区组成】由外关、支沟、三阳络、会宗穴组成。使隔灸物覆盖约长 7cm、宽 5cm 的区域。

【功能与应用】外关为手少阳三焦经穴，别走厥阴，八脉交会穴之一，通于阳维；支沟为手少阳之经穴；会宗为手少阳之郄穴；三阳络通于手臂之络。诸穴合用，可用于上肢的养生保健，并可治疗风热头痛、耳鸣耳聋、肋间神经痛、手臂痹痛、麻木无力等。

在美容祛斑灸法的应用中，常用于外邪侵袭与大便秘结所致的面容衰老、面部色斑、面部痤疮等损容性疾病，常与背俞上穴区、合谷穴区、面部穴区配伍施灸。

4. 内关穴区

【穴区组成】由内关、大陵、间使、郄门穴组成。使隔灸物覆盖约长 13cm、宽 5cm 的区域。

【功能与应用】内关为手厥阴心包经络穴，八脉交会穴之一，通阴维脉；大陵为手厥阴心包经之输穴与原穴；间使与郄门为手厥阴心包经之经穴与郄穴。诸穴合用，具有宁心安神、宽胸理气、活血化瘀、通络止痛之功。可用于心的养生保健，并可治疗心痛、心悸、癫狂、手臂与手腕疼痛及功能性活动障碍，是治疗心血管疾病与神经系统疾病的重要穴区。

在美容祛斑灸法的应用中，常用于心包经功能失调或长期心悸、失眠而致的面容衰老、面部色斑等损容性疾病，常与背俞上穴区、神门穴区、面部穴区配伍施灸。

5. 神门穴区

【穴区组成】由神门、阴郄、通里、灵道穴组成。使隔灸物覆盖约长3cm、宽3cm的区域。

【功能与应用】四穴属手少阴心经之输穴、原穴、郄穴、络穴、经穴，在腕掌侧尺侧端。具有宁心安神，通经活络之功。可用于心的养生保健，并可治疗心痛、心悸、心律失常、神经衰弱、癔病、盗汗等。

在美容祛斑灸法的应用中，常用于心经功能失调或长期的神经衰弱、失眠而致的面容衰老、面部色斑等损容性疾病，常与背俞上穴区、内关穴区、膻中穴区配伍施灸。

6. 合谷穴区

【穴区组成】由合谷、阳溪穴组成。从合谷穴起到阳溪穴止，使隔灸物覆盖约长6cm、宽2cm的区域。

【功能与应用】合谷穴在手背第1、2掌骨间，掌骨桡侧的中点处，阳溪在腕背横纹桡侧处。可用于头、面与上肢的养生保健，并可治疗外感风寒与风热表证、头痛、牙痛、咽喉肿痛、口眼歪斜、耳鸣耳聋、各种痛证等。

在美容祛斑灸法的应用中，常用于外邪侵袭与大肠经功能失调所致的面容衰老、面部色斑等损容性疾病，尤擅长治疗头面部疾病，常与背俞上穴区、外关穴区、印堂穴区配伍施灸。

7. 风市穴区

【穴区组成】由风市、中渎穴组成。使隔灸物覆盖约长15cm、宽6cm的区域。

【功能与应用】风市、中渎为足少阳胆经在股外侧中线上的腧穴，具有祛风胜湿、通经活络之功。可用于下肢的养生保健,并可治疗下肢痿痹、半身不遂、风疹瘙痒、脚气等。

在美容祛斑灸法的应用中,常用于风邪侵袭与胆经功能失调所致的面容衰老、面部色斑等损容性疾病,常与背俞中穴区、外关穴区配伍施灸。

8. 血海穴区

【穴区组成】由血海穴及周围区域组成。使隔灸物覆盖约长 5cm、宽 5cm 的区域。

【功能与应用】血海穴在大腿内侧,髌骨内侧端上 2 寸,具有理血调经、祛风止痒之功。可用于治疗血瘀、血虚之证及各种痛证。

在美容祛斑灸法的应用中,常用于血虚、血瘀与脾经功能失调所致的面容衰老、面部色斑等损容性疾病,常与背俞中穴区、三阴交穴区、四白穴区配伍施灸。

9. 丰隆穴区

【穴区组成】由丰隆、条口、下巨虚穴组成。使隔灸物覆盖约长 4cm、宽 2cm 的区域。

【功能与应用】丰隆穴在小腿前外侧、外踝尖上 8 寸,距胫骨前缘 2 横指;条口在小腿前外侧,当犊鼻下 8 寸,距胫骨前缘 1 横指;下巨虚在条口上 1 寸,从条口至下巨虚,长 4cm,宽 2cm。本穴区具有健脾利湿,化痰理气,调和肠胃之功。可用于下肢的养生保健,并可治疗各种痰证,如咳嗽痰多、头痛、耳聋、癫狂、痫证、下肢痿痹、腹胀、便秘等症。

在美容祛斑灸法的应用中,常用于脾胃运化失调与痰湿内停上犯面部所致的面容衰老、面部色斑等损容性疾病,常与背俞中穴区、阴陵泉穴区、三阴交穴区配伍施灸。

10. 胆囊穴区

【穴区组成】由阳陵泉、胆囊穴组成。使隔灸物覆盖约长 8cm、宽 5cm 的区域。

【功能与应用】阳陵泉为足少阳胆经之合穴,八会之筋会,与胆囊穴相合,具有疏利肝胆之功效,可促进胆囊及胆管收缩及胆汁分泌。可用于胆的养生保健,并可治疗多种胆囊疾病,如胆囊炎、胆绞痛、黄疸等。

在美容祛斑灸法的应用中,常用于少阳经功能失调与肝胆疾患所致的面容衰老、面部色斑、面色发黄等，常与背俞中穴区、期门穴区、太冲穴区配伍施灸。

11. 胃肠穴区

【穴区组成】由足三里、上巨虚、条口、丰隆、下巨虚组成，使隔灸物覆盖约长 19cm、宽 6cm 的区域。

【功能与应用】足三里、上巨虚、下巨虚为胃、大肠、小肠之下合穴，能调理胃肠功能，促进胃肠蠕动；丰隆、条口化痰通络。诸穴合用，具有扶正祛邪、调和胃肠、理气和中、舒筋活络、化痰降逆之功。可用于胃肠的养生保健，并可治疗胃痛、腹痛、脘腹胀满、呕吐泄泻、下肢痿痹、虚劳诸症。

在美容祛斑灸法的应用中，常用于阳明经功能失调与胃肠疾患所致的面容衰老、面部色斑、面色萎黄、面瘫等损容性疾病，常与背俞中穴区、关元穴区、三阴交穴区配伍施灸。

12. 阴陵泉穴区

【穴区组成】由阴陵泉、地机、漏谷穴组成。使隔灸物覆盖约长 19cm、宽 6cm 的区域。

【功能与应用】三穴均是足太阴脾经的腧穴，走行于小腿内侧，阴陵泉为足太阴之合穴，地机为足太阴之郄穴。诸穴合同，有健脾利湿、调经理血之功。可用于脾的养生保健，并可治疗妇科疾病，如月经不调、痛经、功能性子宫出血、更年期综合征、附件炎、不孕症等。亦治阳痿、遗精、水肿等。

在美容祛斑灸法的应用中，常用于太阴脾经功能失调、脾胃湿盛、妇科疾病所致的面容衰老、面部色斑、面色萎黄等损容性疾病，常与背俞中穴区、关元穴区、三阴交穴区配伍施灸。

13. 三阴交穴区

【穴区组成】由三阴交穴及其周围区域组成。使隔灸物覆盖约长 5cm、宽 4cm 的区域。

【功能与应用】三阴交在小腿内侧，足内踝尖上 3 寸，为肝、脾、肾三经交会穴，具有健脾利湿、补益肝肾之功，可用于肝、脾、肾的养生保健，并可治疗消化系统疾病、泌尿生殖系统疾病、妇科疾病，如腹胀泄泻、消化不良、月经不调、痛经、闭经、崩漏、水肿、带下等。属虚证者常用。

在美容祛斑灸法的应用中，常用于肝、脾、肾功能失调与妇科疾病所致的面容衰老、面部色斑、面色萎黄等损容性疾病，常与背俞下穴区、关元穴区、阴陵泉穴区配伍施灸。

14. 涌泉穴区

【穴区组成】由涌泉、足底阿是穴组成。使隔灸物覆盖约长 12cm、宽 6cm 的区域。

【功能与应用】涌泉为足少阴肾经之井穴，足底阿是穴分布于足底各部。诸穴合用，具有补肾壮骨、舒筋活络、醒神开窍之功。可用于肾的养生保健，并可治疗足底痛、足心热、足底冰凉、头痛、头晕、癫痫、昏厥等。

在美容祛斑灸法的应用中，常用于肾经功能失调与肾病所致的面容衰老、面部色斑、面色黧黑等损容性疾病，常与背俞下穴区、关元穴区、太溪穴区配伍施灸。

15. 太溪穴区

【穴区组成】由太溪、大钟、水泉、照海、然谷穴组成。使隔灸物覆盖约长 13cm、宽 5cm 的区域。

【功能与应用】太溪为足少阴肾经之输穴、原穴；大钟为足少阴肾经之络穴，别走太阳；水泉为足少阴肾经之郄穴；照海为八脉交会穴，通于阴跷，然谷为足少阴肾经之荥穴。诸穴合用，有补肾滋阴、调经利水、通络止痛之功。主治足踝与足跟部疼痛、下肢痿痹、脚气、阳痿遗精、月经不调、小便淋沥等。

在美容祛斑灸法的应用中，常用于少阴经功能失调与肾虚及妇科疾病所致的面容衰老、面部色斑、面色黧黑等损容性疾病，常与背俞下穴区、关元穴区、三阴交区配伍施灸，多用补法。

16. 太冲穴区

【穴区组成】由行间、太冲穴组成。使隔灸物覆盖约长 4cm、宽 2cm 的区域。

【功能与应用】本穴区是足厥阴肝经走行于足背部的腧穴。诸穴合用，有清利头目、泻热镇惊、祛风胜湿、舒经通络之功。主治足背趾疼痛、麻木不仁，下肢痿痹，头痛、眩晕、癫痫、中风，末梢神经炎，痛风等。

在美容祛斑灸法的应用中，常用于肝经功能失调与肝气郁结、肝阳上亢及妇科疾病所致的面容衰老、面部色斑等损容性疾病，常与背俞中穴区、胆囊穴区配伍施灸，多用泻法。

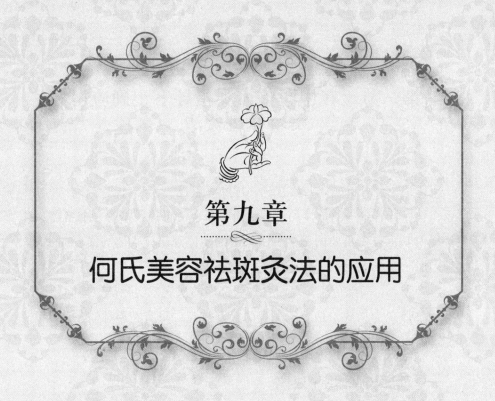

第九章

何氏美容祛斑灸法的应用

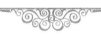

第一节　在中医整体观指导下正确应用美容祛斑灸法

人体是一个有机整体，具有统一性和完整性，人与自然也有着密切的联系，也保持着统一的整体关系。就面容而言，它是人体的一个缩影，自然环境对其也有着重要的影响。用中医的整体观研究人体与面容的生理、病理，指导诊断与治疗，具有重要意义。

容颜衰老、面部色斑，表面看是局部性的疾病，实际是整体问题。用中医的整体观为指导，是中医美容的显著特点，只有在整体观的指导下，才能正确地运用美容祛斑灸法。

一、面部与整体密切相关

人体以脏腑为中心，通过经络把各个组织器官有机地联系在一起，组成了一个有机整体。一方面，脏腑与面容密切相关，如肺主气，主皮毛，开窍于鼻；心主血，其华在面，开窍于舌；肝主疏泄与藏血，开窍于目；脾主运化，主肌肉，其华在唇，开窍于口；肾主藏精，其华在发，开窍于耳等。另一方面，经络与面容相关，经络循行于面部，并把面部的孔窍有机地联系在一起，组成一个面部的整体，实现了整体性与统一性。

二、人体的生理功能与面容整体统一

脏腑的生理功能与面容密切相关。肺主气，则面部正气充盛，并可抵抗外邪对面部的侵袭；肺主呼吸，则面部血液中的氧气充足，面色红润；肺主宣发，则可将营养物质布散于面部，以养面容。心主血，保证了面部血液供给；心主神志，则面容有神，容光焕发。肝主藏血，则面容得养；肝主疏泄，可减少情志对面容的损伤。脾主运化，则气血化生有源，以养面容，水湿得以运化，则面容润泽，水湿不得伤及面容。肾主藏精，精血互化，则面容得养；肾主水液代谢，正常则面容有水津的滋养，失常则水湿上泛面部而损容；肾主人体的生、长、壮、老，肾的生理功能正常，则面容不衰，人也能健康长寿。

气血津液的功能与面容密切相关。气血津液对面容有着重要的滋养作用，从而维持了面部的生理功能，是面容润泽、富有弹性的保证。气血津液的代谢，也维持着面部的新陈代谢，使人体的新陈代谢与面部的新陈代谢相对平衡，并减少了新陈代谢产物对面容的损害。

经络沟通联系脏腑、五官孔窍、皮肉筋骨，使其成为一个有机整体。经络输布气血津液，上荣于面部，起滋养作用；经络遍布面部，维持面部的生理功能与新陈代谢，并有抵御外邪侵袭的作用，故经络与面部密切相关。

三、人体的病理变化多反映于面部

面部是人体的一个重要组成部分。当人体脏腑、经络、气血、阴阳等发生病理变化时，经常反映于面部，故面部是人体健康的一面镜子。如肺气不足，肺阴亏损，反映于面部，可见面容憔悴，肌肤粗糙、黄褐斑等；心血不足，心血瘀阻，反映于面部，则见面色苍白或青紫，黄褐斑、雀斑等；肝郁气滞、气滞血瘀，反映于面部，则见面色发青、面部雀斑等；脾虚反映于面部，则见面色萎黄；脾虚湿盛反映于面部，可见面部色斑等；肾气不足，肾精亏虚，则面失所养而衰老或生䵟黑斑、雀斑等损容性病变。另外，气血津液不足或瘀滞，经脉空虚或不畅，反映于面部，也会出现容颜衰退或生色斑。这在中医学中叫"有诸内者，必形诸外""观其外应，以知内脏，测知所病也"，在美容祛斑灸法应用中有重要意义。

四、在诊断与治疗上应用整体观为指导

由于人体各脏腑、组织、器官在生理上相互联系，在病理上相互影响，故由此可通过面容的变化与异常表现，由表及里地了解和推断脏腑、经络、气血的病变，从而做出正确的诊断，并应用一定的治疗方法进行有效的治疗，以达到美容祛斑之目的。如面部苍白无华、面部色斑、心慌气短、失眠多梦、舌质淡、脉细弱，辨证为心血不足、面失所养，应用补心血的治法，灸疗时取心俞、血海、三阴交等穴，以获美容祛斑之效。正确的辨证论治要从中医的整体观出发，从调整人体脏腑、气血、经络、阴阳入手，处理好整体与面部的关系，以达到消除疾病与美容祛斑的目的。这也体现了中医整体观念和辨证论治的特点。

第二节　辨证看面识斑与辨证施灸

辨证即认识疾病的过程，就是将四诊（望、闻、问、切）所获得的临床资料，通过分类排队、分析、综合，判断出疾病的本质——证，然后根据辨证结果，确定正确的治疗方法。在应用于美容祛斑灸法时，首先要辨证看面与识斑。辨证的方法有八纲辨证、脏腑辨证、气血津液辨证、经络辨证、病因辨证等。常见的类型举例如下。

1. 阴虚

症状：容颜衰老，面部色斑，肌肤干燥，伴见口舌干渴，或潮热盗汗等，或见阴虚火旺症状，舌质淡红，舌干少津，脉细数。

治法：补阴滋阴为主。

施灸：取具有补阴滋阴作用的三阴交、阴郄、太溪为主穴，配循经取穴与面部腧穴进行施灸。

2. 阳虚

症状：面容衰老，面部色斑，伴有恶寒、四肢不温，大便稀溏、小便清，妇女可见少腹冰凉、月经推迟等，舌质淡，舌体胖大，脉沉细。

治法：温阳散寒为主。

施灸：取具有温经散寒作用的关元、命门为主穴，配循经取穴与面部腧穴进行施灸。

3. 气虚

症状：面容衰老，面部色斑，伴少气懒言、神疲乏力、无精打采、语言低微，稍动即见症状加重，面色㿠白，舌质淡、边有齿痕，脉虚无力。

治法：补气为主。

施灸：取补益正气的膻中、气海、关元为主穴，配循经取穴与面部腧穴进行施灸。

4. 气滞

症状：面色不华，面部色斑，伴见胸腹胀滞。肝郁气滞者，见胁肋胀痛；心气痹阻者，见胸闷，长太息；胃气阻滞者，见上腹胀痛，脉涩等。

治法：行气理气为主。

施灸：取具有行气理气作用的膻中、中脘、期门为主穴，配循经取穴与面部腧穴进行施灸。

5. 血虚

症状：容颜衰老，面部色斑，伴见面色苍白、唇甲色淡，头晕目眩，失眠心悸，月经量少，舌质淡，脉细。

治法：补血为主。

施灸：取具有补血作用的心俞、肝俞、脾俞、血海、三阴交为主穴，配循经取穴与面部腧穴进行施灸。

6. 血瘀

症状：面容早衰，面部色斑，伴见胸胁腹等部位的刺痛，或见肿块，面色黧黑，肌肤甲错，舌有瘀斑，脉涩等。

治法：活血化瘀为主。

施灸：取具有活血化瘀作用的血海、膈俞为主穴。气虚血瘀者，配气海、关元；气滞血瘀者，配膻中、太冲等；血寒血瘀者，配关元、命门等穴。配循经取穴与面部腧穴进行施灸。

7. 血热

症状：面部色斑，伴见面色潮红，心烦急躁，口干舌燥，月经提前或经多色红，或有口鼻牙龈出血倾向，舌质红绛，脉细数等。

治法：清热凉血为主。

施灸：取具有清热凉血作用的曲池、尺泽、大椎为主穴，配循经取穴与面部腧穴进行施灸。

8. 津液不足

症状：面容衰老，面部色斑，伴见面部肌肤干燥与粗糙，咽干口燥，口干引饮，形体消瘦，大便干燥，尿少，舌红少津。

治法：增津补液为主。

施灸：取具有滋养津液的阴郄、三阴交、太溪为主穴，配循经取穴与面部腧穴进行施灸。

9. 风邪外袭

症状：面部色斑，常伴见皮肤瘙痒、恶寒、风疹、白癜风、脉浮。

治法：祛风为主，佐以散寒利湿。

施灸：取具有疏散风邪作用的风池、风府、风市为主穴，配合谷、外关与面部腧穴进行施灸。如夹寒邪者，配关元、命门；夹湿邪者，配阴陵泉、三阴交；夹火热者，配大椎、曲池等。

10. 湿热内蕴上犯

症状：面部色斑，肌肤油腻，或伴见面部湿疹、痤疮、白癜风，皮肤瘙痒，口干不思饮，小便黄，舌苔黄腻，脉象滑数等。

治法：清利湿热为主。

施灸：取具有清利湿热作用的大椎、曲池、尺泽、阴陵泉为主穴，配循经取穴与面部腧穴进行施灸。

11. 心气虚

症状：容颜衰老，面部色斑，伴见面色㿠白、神疲乏力、心慌气短、自汗，若兼心阳虚者，可见畏冷肢凉，面色晦暗或青紫。舌体胖大，边有齿痕，脉象虚弱。

治法：补益心气为主。

施灸：取具有补益心气作用的心俞、膻中为主穴，配循经取穴与面部腧穴进行施灸。

12. 心血虚

症状：容颜衰老，面部色斑，伴见面色淡白无华、心悸、失眠、多梦、唇甲色淡，舌质淡白，脉象细弱无力等。

治法：补益心血为主。

施灸：取具有补益心血作用的心俞、膈俞、血海为主穴，配循经取穴与面部腧穴进行施灸。

13. 心脉痹阻

症状：面容衰老，面部色斑，伴见心悸气短，或胸闷疼痛、面色青紫，舌质青紫或见瘀斑，脉象细涩或结代等。

治法：通心脉，活血化瘀为主。

施灸：取具有通心脉与活血化瘀作用的心俞、膻中、内关为主穴，配循经取穴与面部腧穴进行施灸。

14. 心阴不足，心火亢盛

症状：面容衰老，面部色斑，伴见心悸、心烦、失眠多梦，或见五心烦热、盗汗、颧红、面部红血丝，或见口舌干燥、口舌糜烂，舌质红而少津，脉细数等。

治法：滋心阴、泻心火为主。

施灸：取具有补心阴作用的心俞、阴郄穴，或取具有泻心火作用的大椎、曲池、太冲为主穴，配循经取穴与面部腧穴进行施灸。

15. 肺气虚

症状：面容衰老，面部色斑，伴见神疲少气、咳喘无力、动则气短、痰液清稀、自汗怕冷、容易感冒、面色㿠白，舌质淡，脉虚弱。

治法：补益肺气为主。

施灸：取具有补肺气作用的肺俞、中府为主穴（属俞募配穴法），配循经取穴与面部腧穴进行施灸。

16. 阴虚肺热

症状：容颜衰老，面部色斑，可伴见干咳少痰、不易咳出，或痰带血丝、声音嘶哑，甚则形体消瘦、五心潮热、盗汗、颧红、口鼻干燥。兼肺热者，则痰黄质稠。舌质红而少津，脉细数等。

治法：补肺阴，清肺热为主。

施灸：取具有滋补肺阴作用的肺俞、列缺为主穴；或取具有清肺热作用的尺泽、孔最为主穴，配循经取穴与面部腧穴进行施灸。

17. 脾气虚

症状：容颜衰老，面部色斑，伴见气短懒言、食少纳呆、脘腹胀满、肢体倦怠、精神疲惫、面色萎黄、大便溏泻，舌淡苔白，脉缓等。

治法：益气健脾为主。

施灸：取具有健脾益气作用的脾俞、三阴交、关元为主穴，配循经取穴与面部腧穴进行施灸。

18. 寒湿困脾

症状：容颜衰老，面部色斑，伴见脘腹胀闷、纳呆口腻、口淡不渴、泛恶欲吐、头重如裹、身体困重，体胖或颜面浮肿，湿疹，妇女白带量多，面色晦暗，舌胖、苔白腻而滑，脉象濡缓。

治法：以健脾利湿为主。

施灸：取具有健脾利湿作用的脾俞、阴陵泉、三阴交为主穴，配循经取穴与面部腧穴进行施灸。

19. 肝郁气滞

症状：面部色斑，面色发青，伴见情志抑郁、闷闷不乐而叹息，胸胁作胀或窜痛，喉中梗阻，病情随情志的变化而增减。妇女可见月经不调，痛经，乳房胀痛，乳腺增生等。舌边青瘀，脉弦。

治法：疏肝理气为主。

施灸：取具有疏肝理气作用的肝俞、期门、太冲为主穴，配循经取穴与面部腧穴进行施灸。

20. 肝火上炎

症状：面部色斑，伴见头晕目眩、急躁易怒、口苦咽干、耳聋耳鸣、面红目赤、便秘尿黄，舌红苔燥，脉象弦数。

治法：清肝泻火为主。

施灸：取具有清肝泻火作用的肝俞、胆俞、阳陵泉、太冲为主穴，配循经取穴与面部腧穴进行施灸，用泻法。

21. 肝血不足

症状：容颜早衰，面部色斑，伴见面色无华、眩晕耳鸣、视力减退、肢体麻木、关节屈伸不利、手足震颤、爪甲不荣，面肌痉挛。妇女月经量少色淡，甚则闭经，舌淡苔白，脉弦细。

治法：补益肝血为主。

施灸：取具有补益肝血作用的肝俞、膈俞、血海、三阴交为主穴，配循经取穴与面部腧穴进行施灸，用补法。

22. 肾气不足，肾阳虚衰

症状：容颜衰老，面色㿠白或黧黑，面部色斑，伴见腰膝酸软无力，男子阳痿早泄，女子宫冷不孕，性欲减退，小便清长而频数，夜尿多，舌淡胖，脉沉细无力，尺脉弱。

治法：补益肾气，温补肾阳为主。

施灸：取具有补益肾气作用的肾俞、关元，及具有温补肾阳作用的命门为主穴，配循经取穴与面部腧穴进行施灸，用补法。

23. 肾阴不足，肾精亏虚

症状：容颜衰老，人体衰老，面部黧黑斑，伴见眩晕耳鸣、失眠健忘、腰膝无力、牙齿松动、须发早白、眼圈发黑，男子遗精滑精，女子经少闭经。如阴虚而虚火上炎者，则见口舌干燥，五心烦热，骨蒸劳热，形体消瘦，颧部潮红，舌质淡红，少津少苔，脉细弱或细数。

治法：补肾滋阴，填补肾精为主。

施灸：取具有滋肾阴和补肾精作用的肾俞、三阴交、绝骨、太溪为主穴，配循经取穴与面部腧穴进行施灸。

24. 痰湿内阻，上犯头面

症状：面部色斑，伴见面色暗滞无华、头晕如蒙、胸闷纳呆、口淡不思饮，或痰多恶心、便溏、身体发困，或颜面浮肿，妇女白带量多，舌苔白腻，脉象濡滑等。

治法：利湿化痰为主。

施灸：取具有利湿化痰作用的脾俞、肺俞、丰隆、三阴交为主穴，配循经取穴与面部腧穴进行施灸。

25. 冲任不调

症状：面容早衰，面生色斑，兼见冲任不调而致的月经不调、痛经、闭经带下、小腹不适等。

治法：调理冲任为主。

施灸：取具有调理冲任作用的关元、气海、中极、肝俞、肾俞、血海为主穴，配循经取穴与面部腧穴进行施灸。

面容衰老，面部色斑，还有阴阳同病、气血不足、心肾不交、心脾两虚、心肝血虚、心肺气虚、脾肾阳虚、肝肾阴虚、肝脾不和、肝胃不和、肝胆不利等多种复合病证，在辨证论治时，应同时注重综合治疗。

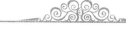

第三节　灸药结合

治病的方法有针灸结合，针药结合，或针、灸、药结合者，但均是两种或三种疗法同时并用。这里所说的灸药结合，在美容祛斑灸法的应用中，是将中药与灸法融为一体的一种治疗方法，是在施灸部位的皮肤上撒上一种中药粉末，然后在药物之上置姜饼等隔灸物品而施灸的一种方法。

灸药结合之灸法，极大地丰富了灸疗的内容，扩大了临床应用的范围，体现了中医辨证论治与辨证施灸的特色，显示了灸药结合的优势，提高了美容祛斑灸法的疗效，是美容祛斑灸法的一大创新。

一、艾叶

1. 概述

艾叶，别名艾蒿、艾草、蕲艾等，我国各地均产，有野生和种植两种，以湖北蕲州产者为佳，叶厚而绒多，故称蕲艾。应用美容祛斑灸法时，要选择质量好的艾叶制成艾绒使用。《本草纲目》指出："采取净叶，扬去尘屑，入于臼内，木杵捣熟，筛去渣滓，取白者再捣，至柔烂如棉为度。用日焙燥，则灸火得力。"艾叶有新旧之分、生熟之别。孟子曰："七年之病，求三年之艾。"李时珍曰："凡用艾叶，需用陈旧者，制令细软，谓之熟艾，若生艾，灸火则易伤人肌脉。"说明在施灸时，选好的艾叶，制作优质艾绒，对开展灸法非常重要，也直接影响疗效的发挥。可选用有关厂家提供的精制优质艾绒使用。

2. 艾叶的性能与功效

艾叶性味苦、辛、温，入肝、脾、肾经，具有温经散寒、行气活血、通经止痛、消肿散结、回阳救逆之功。《名医别录》云："艾味苦，微温，无毒，主灸百病。"又云："灸百病，可作煎，止吐血、下痢、妇人漏血。"《本草纲目》曰："温中，逐冷，除湿。"李时珍在《蕲艾传》中又曰："治病灸疾，功非小补。"从以上文献看，艾叶入煎剂，可内服，以治疗吐血、下痢、妇女崩漏下血等症。但临床应用多以艾灸为主，故有"医家用灸治百病"之说。《本草纲目》记载："艾叶……纯阳也，可以取太阳真火，可以回垂绝之阳……灸之则透经而治百种病邪，起沉疴之人为泰康，其功亦大矣。"说明艾灸的适应证与治疗的病种非常广泛，不仅能治疗常见病、多发病，而且可以治疗急危重症。艾作为一种理想的施灸材料，在选定的腧穴部位施灸，借艾灸热力而渗透入里，温经散寒，疏通经络，调和气血，从而达到治病和保健的作用。

近代在艾叶的药理作用及艾灸的作用机理方面取得了很多研究成果。研究表明，艾灸有抗菌消炎、抗病毒、抗支原体、镇咳、平喘、祛痰、止血、抗凝、增强免疫、护肝利胆、增强胃肠蠕动、促进子宫收缩、促进机体代谢、抗过敏、止痛等作用。

3. 艾叶的成分与药理作用

艾叶中主要含有挥发油、鞣质、黄酮类、甾醇类、多糖类、微量元素及其他有机成分。其中，挥发油含桉叶素、β–石竹烯、松油烯醇等近百种化学成分。有机成分中含蛋白质、钾、钠、钙、铝、镁及微量的B族维生素、维生素 C、维生素 A 等物质。

有人对艾烟中的挥发性成分进行了测定，发现艾烟中的挥发性成分有氨水、乙醇、乙二醇、醋酸、乙酰胺、丙酸、环乙烯、甲基呋喃、丁酰胺、3- 甲基 – 丁酰胺、季酮酸、正己基胺、萘、癸酸、乙内酰脲、三甲基对二氮杂苯等。

分析与研究艾叶的化学成分及艾烟的挥发性成分，对探讨艾灸的药理与治疗作用，对判断在灸疗中使用有烟灸或无烟灸均有重要的意义。

4. 艾叶在美容祛斑灸法中的应用

艾叶是艾灸最理想的材料，在灸疗过程中，通过艾叶的药理作用、燃烧产生的热量与温热刺激而发挥治疗作用。在美容祛斑灸法中，既可将艾叶制成艾条使用，亦可将艾绒制成艾炷使用。因此，艾叶在灸疗中是不可缺少的材料，发挥着重要作用。

二、生姜

1. 概述

生姜为姜科多年生草本植物姜的根。我国各地均产，于 9 ～ 11 月间采挖，除去须根，洗净，切片入药。捣汁名生姜汁，取皮为生姜皮，煨熟为煨姜。灸疗时用鲜生姜，古时有隔姜灸，是用姜片作隔垫物而施灸的一种灸法，此法应用颇广。在美容祛斑灸法中，以生姜泥与生姜汁为材料。

2. 生姜的性能与功效

生姜味辛，性微温，归肺、脾经，具有发汗解表、温肺止咳、降逆和胃、温经散寒、通络止痛之功。《别录》云："主伤寒头痛，鼻塞，咳逆上气，止呕吐。"《本草拾遗》曰："汁解毒药……破血调中，去冷除痰，开胃。"《本草纲目》曰："生用发散，熟用和中，解食野禽中毒成喉痹，浸汁点赤眼，捣汁和黄明胶熬，贴风湿痛甚妙。"《理瀹骈文》指出："头痛有用酱姜贴太阳烧艾一炷法。"以上文献表明，生姜内服能治疗多种病症，外用贴敷与灸疗亦有很好的疗效。

3. 生姜的成分与药理作用

生姜中含有挥发油，为姜烯、水芹烯、莰烯、姜烯酮、姜辣素、姜酮、龙脑、姜酚、柠檬酸等，以及树脂与淀粉。

药理研究表明，生姜中的挥发油能促进血液循环，有很好的发散作用；姜辣素能促进胃液分泌及胃肠蠕动，并有杀菌消炎、抗病毒、化痰止咳、促进新陈代谢、抗过敏、止痛、增强人体机能及保健作用。

4. 生姜在美容祛斑灸法中的应用

在应用美容祛斑灸法时，用鲜生姜切成姜片放置在腧穴上，在姜片上放置艾炷进行施灸，称为隔姜灸；在应用药物铺灸疗法时，将生姜捣烂制成生姜泥后，可根据施灸部位与穴区大小，随意制成大小不等、长宽不一、薄厚适宜、规格不同的姜饼供灸疗时应用；制作姜泥时将姜汁收集在容器内，在施灸时擦拭施灸部位的皮肤（面部皮肤除外），可使药物很好地黏附于皮肤，不易散落；再者，姜汁又是一种很好的透皮剂，使药物渗透入里，增强治疗作用。

生姜作为灸疗材料，较其他灸材（如大蒜）对皮肤的刺激性小，不易发泡，便于患者连续治疗与反复应用。生姜药性稳定，适宜于灸疗时治疗所有病证。

三、美容祛斑散

美容祛斑散系作者总结 40 多年的临床经验，根据颜面疾病的病因病机精心组方而成。在美容祛斑灸法中长期应用，安全而有效。

1. 组成

黄芪 200g，灵芝 100g，白术 100g，防风 100g，白芷 100g，白蒺藜 100g，川芎 100g，珍珠粉 100g，白附子 150g，皂角刺 150g，冰片 5g。

2. 功效

扶正祛邪，美容祛斑。

3. 方解

方中黄芪补气为主，可补益心、肺、脾、肾等脏腑之正气，益气补血，以养肌肤；又可固表生肌，增强肌表的抗病能力，使面部不易受外邪侵袭；还可促进面部的新陈代谢，达美容祛斑之目的；还可增强机体的免疫功能，有强壮和抗衰老的作用。白术健脾益气，促进气血的化生以养面容，又可利湿，祛除面部的致病因素。灵芝补益正气，抗衰老，使容颜不衰。川芎可活血行气，气血通畅则面容得养，面部色斑得以消除。珍珠粉养颜美白。白附子有温阳祛邪的作用，使阳气布于面部，面部寒湿得以消散，又有美白的作用。防风、白芷祛风散寒，以祛除面部病邪，并善走头面与阳明经，起美容祛斑之效。白蒺藜平肝潜阳，有美容祛斑作用。皂角刺善走经络，有通透皮毛的作用。冰片芳香化浊，使药效渗透，容易吸收，更好地发挥治疗作用。诸药合用，相辅相成，扶正祛邪，美容祛斑。

4. 应用

将上药共研细末，相当于做中药面膜的细度，装瓶备用。做灸疗时，将药粉均匀铺撒于施灸部位，铺撒药粉的厚度，以覆盖施灸部位为度，薄薄的一层，隐约可见皮肤。本方为美容祛斑灸疗的基本方，对各型面容衰老、面部色斑等损容性病变都可适用。对病情较重、证型较为典型的还需加减变化，如血热者，去白附子，加丹皮、白茅根；津液不足者，加石斛、天花粉；湿热上犯者，去白附子，加苍术、黄柏；心脉瘀阻者，加丹参；心阴不足者，加麦冬；阴虚肺热者，加芦根、黄芩；肝郁气滞者，加柴胡、郁金、木香；肝火上逆者，去白附子，加柴胡、栀子；肾阳不足者，加菟丝子、肉桂；痰浊上犯者，加半夏、茯苓；经脉不通者，加路路通等。如何加减变化，主要根据辨证，分析病情，因人因证制宜，对方中的药物进行加减，更能适应具体病证，真正做到辨证论治与辨证用药，以达到最佳效果。

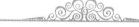

第四节　施灸方法

一、美容祛斑脏腑灸法

灸法一：穴区灸法

从肺俞穴起到膀胱俞止（第 3 胸椎至第 2 骶椎棘突下旁开 1.5 寸），以俞穴为中心，宽约 5cm，以此为施灸区进行施灸，主要用于脏腑的整体调节与多脏腑功能失调的治疗。

第一，可将肺俞至膀胱俞作为一个施灸穴区（肺俞、心俞、厥阴俞、督俞、膈俞、肝俞、胆俞、脾俞、胃俞、三焦俞、肾俞、大肠腧、小肠俞、膀胱俞），如长蛇状，对人体整体脏腑起调节作用，可预防和治疗容颜衰老与面部色斑等损容性病变。

第二，可根据病情，将腧穴分为几个穴区进行分段施灸。如背俞上穴区，由肺俞、厥阴俞、心俞、督俞组成一个穴区，主要用于防治心肺系统功能失调所致的容颜衰老与面部色斑等损容性病变；背俞中穴区，由膈俞、肝俞、胆俞、胃俞组成一个穴区，主要用于肝胆脾胃系统功能失调所致的面容衰老与面部色斑等损容性病变；背俞下穴区，由三焦俞、肾俞、大肠俞、小肠俞、膀胱俞组成一个穴区，主要用于肾、膀胱、大小肠系统功能失调所致的面容衰老与面部色斑等损容性病变。其施灸方法可分五步进行：

第一步：根据不同的病症进行辨证，依据辨证结果确定治法，以法统方，以美容祛斑散为基本方，制定出灸疗药方，共研细末，装瓶备用。

第二步：根据辨证进行配穴，组成灸疗处方，在施灸时应用。

第三步：根据施灸的需要，将生姜捣烂如泥，并根据施灸穴区部位的大小，制成不同规格、薄厚适宜的姜饼，备足数量。

第四步：根据施灸部位的不同，制作不同的艾炷，并根据施灸的壮数，备足数量。

第五步：选择正确的体位，先在施灸穴区的皮肤上（头部穴区应剃去毛发）擦生姜汁或透皮剂（面部除外），然后均匀撒上灸疗药末一层，以覆盖皮肤为度，再在药末上铺设灸饼，将艾炷置于灸饼之上，并将艾炷点燃，让其自然燃烧，待患者有灼热感或不能忍受时，将艾炷去掉，续一壮灸之（根据病情需要，决定所灸壮数），完成所灸壮数后，去掉艾炷与灸饼，用干净湿巾擦净施灸部位即可。如需留灸者，在灸疗结束后，去掉艾炷，保留药物与灸饼，用胶布或绷带固定，根据医嘱于半小时至两小时后去掉施灸物。

灸法二：配穴灸法

主要用于某一脏腑功能失调为主或与某一脏腑相关的面容衰老、面部色斑等损容性病变的防治。如肺功能失调者，以肺俞穴为主穴进行施灸，并根据循经取穴、辨证取穴、经验取穴、对症取穴、面部取穴等配穴方法，配以相关的腧穴进行施灸。

配穴灸法以某一腧穴为中心，放置圆形灸饼与塔形艾炷，其方法与脏腑穴区灸法步骤相同。

二、美容祛斑循经灸法

主要用于经络功能失调、邪侵经络、经脉不通所致的面容衰老、面部色斑等损容性病变。有扶正祛邪、调节经络功能、疏通经络的作用，并可调节整体与局部，以达美容祛斑之目的。

第一步：先根据面容衰老与面部色斑的表现与部位，结合伴见的临床症状及舌象与脉象等，辨证为何经病证，确定灸何经。

第二步：施术者手持艾条，将艾条一端点燃，距皮肤 1～2cm，从施灸经络的起点开始进行灸疗，待患者有温热感而无灼痛时，手持艾条顺着经络的走行路线，慢慢向前移动，循经灸完整条经络为止。一般先顺经循经施灸一次，再逆经循经施灸一次，因为顺经灸可补益，对本经有补益作用，逆经灸可泻实，对本经有祛邪作用。以达扶正祛邪，美容祛斑之功。另外，在循经施灸的过程中，可在本经重点腧穴或对美容祛斑有重要作用的腧穴上多停留一会儿，以增强灸疗效果。

第三步：循经灸完整条经络后，再根据经络在面部的循经路线，依次进行顺经与逆经施灸，但面部的循经灸，艾条与皮肤的距离应稍远一点，一般以 3～5cm 为宜，以免损伤面部。

例如：患者面容衰老，面部色斑，伴见面色萎黄、皮肤粗糙、神疲乏力、食少纳呆、胃脘不适或胀痛，舌质淡，脉虚弱。辨证为胃气虚弱，是胃经的病变，确定灸足阳明胃经。先顺经向下施灸，沿颈前侧向下进入缺盆，下行穿过膈肌至胃部；复从缺盆部，沿乳中线下行，向下夹脐旁 2 寸，进入少腹两侧的气冲穴，由此下行至髀关，直抵伏兔部，至膝髌，沿下肢胫骨前缘下行至足背，进入足第二趾侧端（厉兑穴）为止。顺经循经施灸完后，从足部厉兑穴开始，向上逆行循经施灸至缺盆、颈前外侧。在灸疗过程中，可在本经的重点腧穴如梁门、天枢、水道、梁丘、足三里、上巨虚、下巨虚、丰隆、内庭穴上多灸一会儿。以上施灸结束后，再进行面部循经灸，先从眼直下的承泣穴向下，经四白穴、巨髎、地仓穴，环绕口唇一圈后，再向后沿口腮后方，出下颌大迎穴处，沿下颌颊车，上行耳前，经过上关，沿发际达头维穴；复从头维向下，至承泣穴逆经施灸。

三、美容祛斑面部灸法

灸法一：隔物灸法

将美容祛斑散铺撒于面容衰老明显的部位或色斑明显的皮肤上，将切好的姜片（约 0.3cm 厚）或做好的姜饼（0.5 ～ 1cm 厚）置于药末之上，再将塔形艾炷置于姜片或姜饼上，点燃艾炷进行施灸，一壮为一次，灸完后去除姜片与药物，擦净皮肤即可。隔日或 3 日一次，七次为一个疗程。灸疗时面部有温热感即可，不可时间过长或过烫，注意保护好周围的皮肤与器官，以免损伤面容。一般不留灸。

本法灸药结合，能发挥灸疗与药物的双重作用，并可疏通面部经脉，祛除面部病邪，行气活血，以达美容祛斑之目的。

灸法二：雀啄灸法

将艾条一端点燃，距离施灸部位 2 ～ 3cm，对准面部腧穴或色斑、皱纹部位，进行一上一下、一远一近的移动，像麻雀啄食一样灸疗，使面部皮肤有温热感，一般 2 分钟左右即可。注意向下移动时不可使艾条接触皮肤，及时弹去灰烬，移动时要均匀，不可过快与过慢。

灸法三：回旋灸法

将艾条一端点燃，距皮肤 2 ～ 3cm，对准面部腧穴、面容衰老部位或面部色斑部位，并以此为中心，由内向外地往复回旋施灸，一个部位 1 ～ 2 分钟，每日一次，七次为一个疗程，休息 2 日后再行下一疗程。灸疗时有温热感即可，不宜时间过长、温度过高、距离太近。并注意保护好皮肤与面部器官，以免损伤面部。

本法直接作用于面部，有通经活络、疏散面部病邪、促进面部新陈代谢的作用，以达美容祛斑之效。

灸法四：综合灸法

本法为灸法的综合应用，适用于病情较重时或色斑久不消退者。其法为穴区灸法或配穴灸法结束后，对面部实施隔物灸法，然后手持艾条，对准面容衰退、色斑、皱纹明显处，依次进行雀啄灸、回旋灸、循经灸。

四、美容祛斑冲任灸法

主要用于冲任失调、气血不和所致的面容衰老、面部色斑等损容性疾病，亦有治疗妇科病证的作用。

灸法一：穴区灸法

取气海、石门、关元、中极、曲骨组成施灸穴区，诸穴均在任脉线上。气海为肓之原穴，关元为小肠募穴，是补正气、调冲任、抗衰老的重要腧穴；中极与曲骨为任脉最靠近胞宫的腧穴，为调冲任与治疗妇科疾病常用的腧穴。诸穴组成穴区，具有调理冲任、补益气血的作用。本穴区长约11cm，宽约5cm。施灸方法同美容祛斑脏腑灸法的穴区灸法。

例如：患者面容衰老，面部色斑，伴见面色不华，月经量少、色淡，甚则闭经，少腹空痛；或产后面色苍白、面部色斑，伴见气短乏力、精神萎靡不振、乳汁稀少，月经量少或闭经，舌质淡、脉细弱等。辨证为冲任空虚，治以调补冲任、补益气血为法，取冲任穴区施灸。

灸法二：配穴灸法

取气海、石门、关元、中极、曲骨为施灸主穴，并结合循经取穴、辨证取穴等方法进行配穴，其方法同美容祛斑脏腑灸法的配穴灸法。

例如：患者面容衰老，面部色斑，伴见面色不华、气短乏力、精神疲倦，月经量少而色淡，经行少腹空痛，少腹冰凉，或宫冷不孕、白带稀薄，舌淡苔白，脉象沉迟等，辨证为冲任失调、胞宫虚寒。治以调补冲任、温经散寒。取任脉的关元、曲骨为主穴，配命门、肾俞、血海、三阴交穴施灸。

又如，患者面部色斑，伴见盆腔炎引起的月经不调、痛经、带下黄稠、气味难闻等，或泌尿系统疾病引起的尿频、尿急、尿痛、尿黄等。辨证为冲任失调，下焦湿热。治以调理冲任，清利湿热。取任脉的中极、曲骨为主穴，配夹阴穴（平耻骨联合上缘，左右侧腹股沟处）、阴陵泉、三阴交、太冲。灸疗药方为美容祛斑散去白附子，加黄柏、苍术，以清利湿热。

五、美容祛斑直接灸法

本法将艾炷直接放置于穴位上施灸，适用于各种类型的容颜衰老与面部色斑等损容性病变。

先将精制艾绒用手工或艾炷制作器制成塔型艾炷，并备足数量，供施灸时应用；再根据容颜衰老与面部色斑等损容性病变在面部的表现，并结合伴见的临床症状及舌象、脉象等进行辨证，然后根据辨证，依据循经取穴、辨证取穴、对症取穴、经验取穴与局部取穴组成灸疗处方，依次将艾炷放置在腧穴上施灸。施灸时面部的腧穴灸 1～2 壮，局部有温热感即可，时间不宜过长，温度不宜过高，并注意保护好面部与周围器官，以免损伤面部肌肤和器官；四肢与胸、腹、背部的腧穴，一般可灸 3～5 壮，在时间与温度上比面部灸疗时间长，温度也高一些，待患者有温热感直至不能忍受时去除艾炷，再续一壮灸之，直至灸完所需壮数，灸疗结束。

例如：患者女，38 岁。容颜衰老，面部色斑，伴见面色苍白、眼角皱纹多，心悸、失眠、多梦，动则气短，健忘，头晕，月经量少而色淡，唇舌色淡，脉细无力。辨证为心血亏虚。治以补益心血，美容祛斑。取心俞、膈俞、脾俞、血海、关元、足三里、三阴交、神门、四白、颊车，组成灸疗处方。先俯卧位，灸背部心俞、膈俞、脾俞穴，每穴 3～5 壮；次取侧卧位，灸颊车、三阴交，每穴 3～5 壮；再取仰卧位，灸四白、神门、血海、足三里，四白穴灸 2 壮，神门、血海、足三里各灸 5 壮。每日 1 次，7 次为一个疗程。灸疗一个疗程后，心悸、失眠症状减轻；灸疗两个疗程后，面色开始逐渐红润，面部色斑减轻，各种临床症状完全消失，眼角皱纹减少，月经来潮时经量与色泽恢复正常，共灸五个疗程而痊愈，随访半年无反复。

第五节 体位选择

灸疗时的体位选择，应以医者便于正确地取穴与施灸操作，患者感到舒适自然，并能持久为原则。体位一定要自然，肌肉放松，充分暴露施灸部位，艾炷置放平稳，才能持久完成施灸的全过程。如患者体位勉强，精神紧张，不但取穴不准，患者亦不能坚持施灸而移动体位，则会造成艾炷倾滑而烫伤皮肤，或造成患者晕灸等，从而影响疗效。

关于施灸的体位，《千金要方·针灸上》曰："凡点灸法，皆须平直，四肢无使倾侧，灸时孔穴不正，无益于事，徒破好肉耳，若坐点则坐灸之，卧点则卧灸之，立点则立灸之，反之亦不得其穴矣。"灸疗的体位要根据施灸部位而定，现介绍美容祛斑灸法中常用的几种体位如下：

1. 仰卧位

适用于头、面、胸、腹和部分四肢的腧穴。如头维、阳白、四白、巨髎、地仓、迎香、合谷、中府、膻中、中脘、神阙、天枢、气海、关元、中极、曲骨、百虫窝、梁丘、血海、阳陵泉、足三里、上巨虚、下巨虚、丰隆、太冲、任脉穴区等。

2. 侧卧位

适用于侧头、侧胸、侧腹、四肢外侧的腧穴。如太阳、风池、颊车、下关、期门、风市、阳陵泉、阴陵泉、三阴交、绝骨、太溪等。

3. 俯卧位

适用于头、项、肩、背、腰、骶、下肢后侧部位的腧穴。如大椎、肺俞、厥阴俞、心俞、膈俞、肝俞、胆俞、脾俞、胃俞、三焦俞、肾俞、大肠俞、小肠俞、膀胱俞、命门、委中、背俞穴区等。

4. 坐位

适用于头顶、肩部的腧穴。如百会、四神聪等。

5. 仰掌位

适用于上肢屈侧（掌侧）的腧穴。如尺泽、内关、神门等。

6. 屈肘位

适用于上肢伸侧（背侧）的腧穴。如曲池、支沟、外关等。

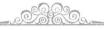

第六节 施灸顺序

关于施灸的顺序，古代文献资料有明确记载。《备急千金要方》曰："凡灸当先阳后阴，言从头向左而渐下，次后从头向右而渐下，先上后下……"《千金翼方》曰："凡灸先发于上，先上后下；先发于阳，后发于阴。"《明堂灸经》曰："先灸上，后灸下；先灸少，后灸多，宜慎之。"就是说，施灸的顺序应先灸阳经，后灸阴经；先灸上部，后灸下部；先灸背部，后灸腹部。就壮数而言，先灸少而后灸多；就大小而言，先灸艾炷小者，而后灸大者。以上施灸顺序是指一般规律，在应用灸疗时可参考，但需结合病情，灵活掌握，不能拘泥不变。

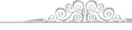

第七节 壮数与大小

关于施灸的壮数与大小，有主张大炷多壮者，如《千金要方》曰："黄帝曰：灸不三分，是为徒冤，炷务大也。小弱，炷乃小作之，以意商量。"有主张权衡变化者，如《医宗金鉴》言："凡灸诸病，必火足气到，始能求愈。然头与四肢皮肉浅薄，若并灸之，恐肌骨气血难堪，必分日灸之，或隔日灸之，其炷宜小，壮数宜少。有病必当灸巨阙、鸠尾二穴者，必不可过三壮，艾炷如小麦，恐火气伤心也；背腰下皮肉深厚，艾炷宜大，壮数宜多，使火气到，始能去痼冷之疾也"。

美容祛斑灸法的壮数与施灸的程度有关，施灸时要因人、因病、因穴而异。灸量的大小随患者的体质、施灸的部位及病情的轻重而定。

青壮年施灸，体质健壮，壮数可多；老年、小儿施灸，壮数可少；初病体强者，壮数宜多；久病体弱者，壮数宜少；腰、背、腹部者，壮数可多；四肢者，壮数适中；头面者，为诸阳之会，壮数宜少；胸膈者，壮数宜少；小病、病浅者，壮数宜少；大病、病深者，壮数宜多；若元气欲脱，沉寒结冷之疾，则须大炷多壮；尤其在急救时，甚至不计壮数，须至阳回脉起才能止灸。

在应用美容祛斑灸法时，应根据以上诸多因素而决定施灸的壮数，做到各适其宜，恰到好处，以防太过与不及之弊。本法施灸头面部一般 1 ～ 2 壮即可；胸、腹、背、四肢部一般 3 ～ 5 壮即可。以上只是一个概数，具体还应根据病情而定。

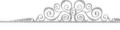

第八节　补泻方法

补泻是指导针灸治疗的基本原则，在灸疗中应用补虚泻实时，应在辨证论治理论的指导下，对于邪气偏盛的用泻法，对于正气偏虚的用补法。在具体应用时，从以下几个方面体现：

1. 艾灸的补泻

灸有补泻。《灵枢·背俞》云："以火补者，毋吹其火，须自灭也；以火泻者，疾吹其火，传其艾，须其火灭也。"《针灸大成》云："以火补者，毋吹其火，待自灭，即按其穴；以火泻者，速吹其火，开其穴也。"其意指运用补法时，将艾点燃，不吹其火，待其徐徐燃尽自灭，这样火力微缓而温和，且时间较长，壮数较多，灸毕用手按一会施灸腧穴，使真气聚而不散。运用泻法时，点燃艾炷，用口速吹其火，促其快燃，当患者有烧烫感时，迅速更换艾炷，这样时间短，壮数较少，灸毕不按其穴，开其穴使邪气外散。元代朱震亨在《丹溪心法·拾遗杂论》中云："灸法有补火、泻火，若补火，艾焫至肉；若泻火，火不要至肉，便扫除之。"

在应用灸疗时，虚证不吹其火，待其慢慢燃烧，艾灸的壮数较多，灸疗的时间较长，灸毕以手按穴，或固定留灸。实证疾吹其火，使其快燃，速换艾炷，艾炷的壮数较少，灸疗时间短，灸毕不按其穴，扫除艾炷而不留灸。

2. 药物的补泻

"虚则补之，实则泻之"，是中医针灸治病的法则之一。在美容祛斑灸法中，根据辨证立法，组成灸疗药方而用于灸疗，是本法的特色之一。而在制方时，虚证选有补益作用的中药，实证选有泻下作用的中药，从而发挥补虚泻实的作用。如气虚者，用人参、党参、黄芪等以补气；血虚者，用当归、白芍、丹参以补血；阴虚者，用生地、沙参、麦冬、旱莲草等以补阴；阳虚者，用附子、肉桂、淫羊藿等以补阳。又如火盛者，用黄芩、黄连、栀子等以泻火；腑实者，用大黄、芒硝等以泻实；水湿者，用泽泻、猪苓、甘遂等以利水；痰盛者，用半夏、南星、礞石等以泻痰。凡此种种，不必一一举例，在灸疗药方中均能体现，对提高灸疗效果均发挥重要作用。

3. 经络腧穴的补泻

根据经络辨证、脏腑辨证、八纲辨证、六经辨证、气血津液辨证等，按照灸法的基本规律，选择不同的经络腧穴，以起到补虚泻实之目的。经络与腧穴的性能与主治有一定的补泻倾向性，如气虚者，取膻中、气海、关元、足三里以补气，与四君子汤类似；血虚者，取膈俞、血海、脾俞、胃俞、三阴交以补血，与四物汤类同；脏腑气虚者，取心俞、脾俞、肝俞、胃俞、肾俞等，有补益脏腑之气之功；阳虚者，取命门、神阙、关元等，有温补肾阳之效。又如合谷、大椎、曲池、尺泽、太冲有泻热作用；风市、风池、风府等有祛风胜湿作用。在施灸时，均可有针对性地选用，并可根据腧穴的开阖时间施补泻之术。

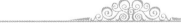

第九节　操作禁忌与注意事项

1. 过饥、过饱、过劳、醉酒、大惊、大恐、大怒、大汗、大渴、妇女月经期时不宜施灸。

2. 心脏搏动处、大血管处、乳头、睾丸、会阴部、妇女妊娠期时下腹部与腰骶部不可施灸。

3. 高热、抽风、神昏期，晚期高血压，有出血倾向，活动性肺结核，极度衰竭，部分恶性肿瘤等，不宜施灸。

4. 颜面部施灸时，不宜擦姜汁等及使用刺激性的药物，隔灸物要厚，壮数少，灸疗时间短，有温热感即可。要加强防护，以防烫伤而形成瘢痕，有损面容。

5. 施灸前做到耐心解释，消除患者的恐惧心理，以取得患者的配合，并征得患者的同意。

6. 施灸时要根据患者的病情与体质，选用适合的灸法，做到专心致志、手眼并用，勤问患者的感觉。对有痛觉、温觉障碍者，或感觉迟钝者，医者需细心观察，严格掌握施灸的壮数与时间。

7. 对初次施灸者或体弱者，艾炷应先小后大，壮数先少后多，逐渐加量，以防发生晕灸。若发生晕灸现象，应立即停止施灸，并采取相应的治疗措施。

8. 在施灸过程中，对施灸部位周围铺设防护物品，以防艾炷脱落烧伤皮肤及被褥、衣物。灸疗完毕后，将艾炷彻底熄灭，以防发生火灾。

9. 施灸室应保持空气流通，为避免艾烟过浓，可安装排烟设备。施灸时室内温度要适宜，并防止患者受风受凉。

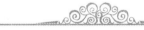

第十节　留灸与灸后调养

1. 留灸是指完成所灸的壮数后，不立即去除灸疗的药物与隔灸物，保留温热感5～10分钟，待没有温感时去除药物与隔灸物；或灸毕后立即去掉艾炷与灰烬，保留药物与隔灸物，用胶布或绷带固定，留灸的时间可为30分钟至2小时不等。一般头面部与实热证不留灸，慢性病与虚寒证留灸，留灸的时间可根据病情与体质，酌情而定。留灸结束后，去除隔灸物，用干净湿巾擦净施灸部位即可。

2.灸后注意调养，保持乐观情绪，放松与静心，忌七情过度，慎起居，避风寒，戒房事，勿过劳，不宜食生冷辛辣厚味，宜食富有营养的清淡食物。

3.灸疗后一般无不适症状，但有少数患者有低热、疲倦、口干等不适症状，会逐渐自行消失，不需做处理。如出现口渴、便秘、尿黄等症状者，为灸疗伤阴之象，可自配梨汁、藕汁服之，亦可用生地、麦冬、元参、沙参、肉苁蓉等煎汤内服，以滋阴清热，其症自除。

4.灸疗后，局部皮肤多有潮红灼热感，有的会出现温热感循经脉向远处传导，有时传感扩散到整个上肢或下肢，乃至全身，是灸疗得气现象。灸疗后局部皮肤潮红，经数小时即可消失，不需做任何处理。如灸疗后皮肤起水泡，可用消毒针穿刺，放出水液，轻者数日可愈，重者用三黄膏（黄连、黄柏、大黄）外敷，以防感染。

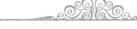

第十一节　特点与优势

一、保持了传统灸法的特点

所谓传统灸法，就是保持了灸法本身的特点。一是灸法必须以艾作为灸材，通过艾的燃烧为热源，对经络腧穴产生得气感应，以达到治疗疾病的目的。从古至今，灸法的方式与作用已衍变为多种多样。但艾作为灸材与艾的基本作用是没有改变的，也非其他发热物质所能代替，美容祛斑灸法也是如此。二是美容祛斑灸法保持了传统的直接灸与隔姜灸法。三是美容祛斑灸法也是以经络腧穴为施灸部位，这样才能"气至病所"，更好地发挥灸疗的作用。

灸法必须在继承传统的基础上才能发扬，并不断地创新和提高。现今有光电等制成的灸疗器和发热器等，与其说是灸具，不如说是保暖炉。这些都是向理疗方向靠近的灸疗方法，或者说是似灸非灸的变法，它既丧失了艾叶的效果，经络腧穴的感传作用也不强，与真正的灸法绝不能相提并论。

二、辨证用药，组成有效的灸疗方药

美容祛斑灸法的特点是应用灸疗时，配合中药施灸。组方必须在辨证的基础上，因证立法，以法统方，因方选药，运用成方或经验方，体现理、法、方、药的体系，才能组成有效的灸疗药方。如美容祛斑散中，根据容颜衰老与面部色斑的病因病机，选用黄芪、白术、灵芝，以补益正气；配川芎、当归补益气血，行气活血；配白附子、白芷、白蒺藜、防风，以祛除面部病邪，并有美白祛斑的作用；配皂角刺、冰片，以芳香化浊，通透经络，并可促进药物的渗透与吸收。具体应用时还要根据辨证而加减变化，如津液亏虚者，加石斛、芦根；兼有湿热者，加黄柏、苍术。

中医治病，以中药、针刺、灸法为主要方法，均有着各自的特点和优势。在美容祛斑灸法中，将灸法与药物相合，一可发挥药物与灸疗的双重疗效，使物理作用与药理作用相辅相成；二可通过灸疗使药物经皮肤吸收与渗透，且较一般的外洗外敷等法，药效发挥更为充分；三可通过药物的归经和引经，增强了灸疗的经络传感作用；四可通过药物的温凉寒热之性，弥补了灸法偏于温热的不足，扩大了灸法对热病的治疗作用；五可通过灸疗给药，可减少中药对胃肠道刺激等副作用，并通过局部渗透，直达病所，增强局部治疗作用；六可使灸疗与药物的双重治疗更加明显，更有利于阴阳脏腑恢复平衡；七可提高临床疗效，其治疗作用更加彰显，如单用灸法治疗面部色斑，效果一般，加入中药灸疗则疗效非常明显；八可扩大治疗范围，由于人们对美容祛斑灸法的偏见和认识不足，使美容祛斑灸法没有得到很好地推广应用，美容祛斑灸法取长补短，将灸药结合，进一步扩大了治疗范围。

三、美容祛斑灸法的创新与优势

美容祛斑灸法在继承传统灸法的基础上，本着"继承而不泥古，创新而不离宗"的原则，对灸料、取穴与配穴、灸法、灸药与灸方、辨证施灸、临床应用等方面进行了系统的研究总结，又经过反复的临床实践，进行不断的改进和创新，在治疗疾病中有着明显的优势。

1. 在灸材上，仍以艾叶作为施灸产生热源的主要材料，但使用精制艾绒，无杂质、易燃烧、火力大、热力强。因施灸的部位以腧穴和穴区为主，故艾炷较一般灸法的艾炷大，艾灸的壮数较多，燃烧的时间较长，使艾叶的治疗作用得到充分的发挥。

2. 美容祛斑脏腑灸法中的穴区灸法，其灸疗的面积大、覆盖广，对局部和整体均有很好的治疗作用；美容祛斑循经灸法对整个经络有调整作用，并在循经灸中突出重点腧穴，加强了对经络腧穴的调理作用；美容祛斑冲任灸法有调理冲任的作用，主要针对女性冲任失调所致的容颜衰老与面部色斑有很好的疗效；美容祛斑回旋灸法以色斑为中心进行回旋灸，可促进面部血液循环，疏通面部经络，祛除面部病邪；美容祛斑直接灸法应用循经配穴、辨证配穴、对症配穴、经验配穴，组成灸疗处方，体现了中医的整体观念和辨证论治特点。

3. 药物铺灸疗法首创"留灸"之说，针有针法，灸有灸法，针有留针，灸应留灸。就是在施灸后去除艾炷与艾灰，保留隔灸物与药物一定的时间，施灸后是否留灸要根据病情而定。一般患病时间短或病情轻者不留灸或留灸时间短，若患病时间长或病情重者则留灸或留灸时间长。病情久甚者，则需要以胶布固留 1～2 小时。留灸可使灸疗作用更持久。

4. 辨证论治是灸疗的基础。辨证论治是中医理论体系和治疗方法的最大特点。本法也是在辨证的基础上而施灸的，就是通过望、闻、问、切和现代医学的各种检查手段，将四诊获得的资料进行综合分析，根据面容衰老与面部色斑的特点，结合临床症状进行辨证论治，分析与各个脏腑器官的有机联系，整体与局部相结合。辨证施灸可提高灸疗的效果，只有通过辨证，才能因证施灸。如病在阴经，可在阳部与阳经取穴，灸阳经为主；病在阳经，可在阴部与阴经取穴，灸阴经为主。亦可因病证的属性不同，阳病在阳经取穴，阴病在阴经取穴，根据"正反逆从""阴阳相引"的原则，以确定取穴与灸法。如病在表者，应先治其外，取合谷、大椎、外关，以发散为主；病在里者，应直取其内，先治其内后治其外。如热证，取具有泄热作用的腧穴，如合谷、曲池、大椎等，施以泻法；如寒证，取具有偏温阳散寒作用的腧穴，如关元、命门等，施以补法。

5.美容祛斑灸法以中医的整体观与辨证论治理论为指导，应用阴阳、脏腑、经络、气血津液的理论，全面分析容颜衰老与面部色斑等损容性疾病的病因病机，确立治法，结合作者四十多年的临床经验，创立美容祛斑散为灸疗药方，总结出美容祛斑脏腑灸法、美容祛斑冲任灸法、美容祛斑循经灸法、美容祛斑回旋灸法、美容祛斑直接灸法等多种方法，是美容祛斑灸法的重大创新，并在美容机构与医院进行推广应用，有着很好的临床疗效。

本法技术含量高，方法简便，易于操作，疗效显著，无毒副作用，安全可靠，易于推广应用，在美容祛斑方面有着明显的优势。

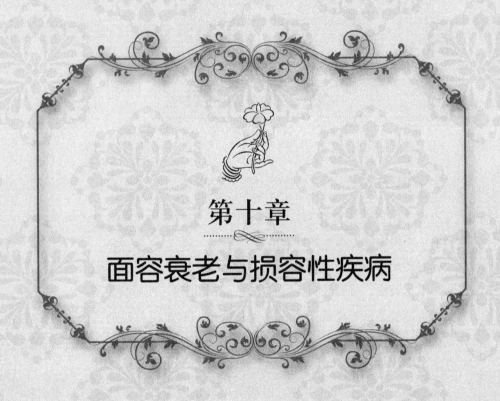

第十章

面容衰老与损容性疾病

第一节　面容衰老

一、概述

人的正常面容应是红润，光滑，白里透红，富有光泽，容光焕发，皮肤细腻，不粗不糙，富有弹性与活力。

面容的正常与神有关，就是要"有神"，即目光明亮，炯炯有神，鼻色正常，嗅觉灵敏，口唇红润，富有弹性，耳郭清晰，听觉良好等。

面容的衰老随着年龄的增长就会出现。一般在 30 岁以后，由于内在或外在的多种因素而导致老化开始，逐步可出现面部荣华颓落，皮肤粗糙，弹性减弱，甚至干瘪无泽，或过早出皱纹等。

面容的衰老是不可抗拒的，但却是可以延缓的，中医针灸有延缓面容衰老的作用，可达驻颜养容之目的。

二、病因病机

1. 肺功能失调

肺主气，司呼吸，主宣发肃降，朝百脉，合皮毛，主一身之表，具有"温分肉，充皮肤，肥腠理，司开阖"的作用。若肺功能失调，就会使面部皮肤失去润泽，而变得皮肤粗糙，无弹性，面色苍白、憔悴、枯槁而苍老，并易受到外邪侵袭而损伤面容。

2. 脾胃功能失调

脾胃为人体后天之本，气血生化之源。若脾胃失调，气血生化不足，则脏腑与面容失去濡养，可引起面容衰老。

脾胃主运化，一方面将水谷化生的气血输送于面部，以养面容，若运化失调，则面失濡养，或引起其他脏腑病变，而导致面容衰老；另一方面将水湿运化于肾与膀胱而排出体外，若脾失运化，则水湿停留于面部，加速面容衰老。

3. 心功能失调

心主血，其华在面。若心血不足，则面失所养；心气不足，则不能推动气血上荣面部，从而引起面容衰老；心主神志，若心失所养，则面部失神，影响面容的神色。

4. 肝功能失调

肝藏血，开窍于目。若肝血不足，则面容与目失养，也会引起面容不华，目暗不明，面色晦暗无光。

肝主疏泄，若肝失疏泄，一则情志不畅，久之会导致面容衰老；二则导致脾胃运化不良，影响气血的生化与输布，使气滞血瘀，从而加速面容衰老。

5. 肾功能失调

肾主藏精，为人体生殖发育之本，是维持人体生命活动的物质基础，故人体的衰老与肾精的充盛与否有着密切的关系。人在不同年龄段，面容会出现不同的变化。如《黄帝内经》曰："女子七岁，肾气盛，齿更发长；二七而天癸至，任脉通，太冲脉盛，月事以时下，故有子；三七肾气平均，故真牙生而长极；四七筋骨坚，发长极，身体盛壮；五七阳明脉衰，面始焦，发始堕；六七三阳脉衰于上，面皆焦，发始白；七七任脉虚，太冲脉衰少，天癸竭，地道不通，故形坏而无子也。丈夫八岁，肾气实，发长齿更；二八肾气盛，天癸至，精气溢泻，阴阳和，故能有子；三八肾气平均，筋骨劲强，故真牙生而长极；四八筋骨隆盛，肌肉满壮；五八肾气衰，发堕齿槁；六八阳气衰竭于上，面焦，发鬓斑白；七八肝气衰，筋不能动，天癸竭，精少，肾脏衰，形体皆极；八八则齿发去。"若肾精不足，则面失所养，面容易于早衰。

肾主水液代谢，一是将水液上输于面部，起濡养作用，二是将多余的水液下输膀胱以排出体外。若肾阴不足，则面无光泽而干枯；肾气不足，水湿停留，溢于肌肤，也会加速面容衰老。

6. 经络失调

《黄帝内经》曰："十二经脉，三百六十五络，其血气皆上于面。"经络系统运行气血，营养全身，维持着人体正常的生理功能，也保持着肌肉的丰满，使面容润泽、富有弹性而有活力。若经络不调，经络阻滞不通，则会加速面容衰老，甚则出现损容性病变。

7. 外邪侵袭

面部常年暴露于外，易受外邪侵袭。风邪侵袭，则面部营卫失调；寒邪侵袭，则面部腠理闭塞；燥邪侵袭，则面容失于濡润；湿热侵袭，则留滞面部。以上外邪侵袭面部都会损伤面容，加速面部皮肤老化、弹性减弱，使面容衰老。

8. 自然因素与非自然因素

自然因素，是指自然衰老。人进入中年以后，生理功能衰退，面部皮肤组织也随之衰退，皮肤的老化渐渐明显。但由于每个人的体质差异，衰老的进度也因人而异。

非自然因素，一是指人的健康因素，如各种慢性疾病，特别是一些消耗性的疾病，内分泌失调等；二是指精神因素，如情志不畅、长期紧张、思虑过度等；三是指生活因素，如起居无常、饮食不节、劳逸过度、过量烟酒等；四是指环境因素，如长期的日光暴晒、风吹雨淋等；五是指面部护理不当，滥用化妆品，或使用药物不当等。

三、施灸方法

1. 直接灸

（1）取穴

印堂、阳白、太阳、四白、颧髎、迎香、地仓、颊车、面部阿是穴。

（2）方法

将小型圆锥形艾炷直接放在头面部的腧穴上施灸，每次可选 2～3 腧穴，隔日 1 次，1 次 1 壮。灸疗的时间不宜过长，有温热感即可。同时注意保护好腧穴周围的皮肤，以防烫伤。

2. 温和灸

（1）取穴

印堂、阳白、太阳、四白、颧髎、迎香、地仓、颊车、面部阿是穴。

（2）方法

将艾条一端点燃，对准施灸腧穴，在距皮肤 1.5～3cm 处进行熏灸，以局部有温热感但无灼痛为度，每穴施灸 2 分钟左右。

3. 雀啄灸

（1）取穴

印堂、阳白、太阳、四白、颧髎、迎香、地仓、颊车、面部阿是穴。

（2）方法

将艾条一端点燃，对准施灸腧穴，像鸟雀啄食一样进行一上一下、一远一近的移动，每穴 2 分钟左右，有温热感即可。

4. 隔物灸

（1）取穴

印堂、阳白、太阳、四白、颧髎、迎香、地仓、颊车、面部阿是穴。

（2）方法

本法又称间接灸，对面部皮肤有保护作用，适应于面部施灸。是在腧穴表面衬隔物品，再在隔灸物上放置艾炷施灸。隔灸物多选用姜片、附子饼、盐等，不要选用刺激性强的物品（如蒜等）。点燃艾炷，让其自然燃烧，待有温热感时及时更换艾炷，一般 2 壮即可。

5. 循经灸

循经灸包括面部经络循经灸与整体经络循经灸，可调节经络，有养颜防衰的作用。

（1）面部经络循经灸

施术者手持艾条，将一端点燃，距皮肤 2～3cm，从足阳明胃经的承泣穴开始，待有温热感时，将艾条缓缓向前移动，经四白、巨髎、地仓、颊车、下关至头维穴，再从头维向前移动至承泣穴上，往返施灸5～10次；然后将艾条在眼、鼻、口周围，进行往返划圈式循回灸，每个部位3～5分钟。

（2）整体经络循经灸

根据经络与相关脏腑对面容的影响，选择不同的经络施灸，主要用于经络功能失调、邪侵经络、经络不通而致的面容衰老，具有扶正祛邪、调节经络功能、疏通经络的作用。并可调节整体与局部，以达美容养颜之目的。

第一，先根据面部的情况，结合伴见的临床症状及舌象、脉象等，辨证为何经病证，确定灸何经。

第二，施术者手持艾条，将艾条一端点燃，距皮肤2～3cm，从施灸经络的起点开始进行灸疗，待患者有温热感而无灼痛时，手持艾条顺着经络的走行路线，慢慢向前移动，循经灸完整条经络为止。一般先顺经循经施灸一次。再逆经循经施灸一次。因为顺经灸可补益，对本经有补益作用；逆经灸可泻实，对本经有祛邪作用。达扶正祛邪，养生保健之功。另外，在循经施灸的过程中，可在本经重点腧穴或对养生保健有重要治疗作用的腧穴上多停留一会儿，以增强灸疗效果。

第三，循经灸完整条经络后，再根据经络的循经路线，对经络进行轻轻的揉按或敲击，在具有美容养颜作用的重点腧穴上进行点压或推拿，然后双掌擦热，以掌心对面部轻轻揉按2～3分钟。

6.药物辅灸疗法

（1）面部灸

取面部相关腧穴，先在腧穴部位铺撒养容祛斑散或养生保健散，在药物之上放置圆形姜饼，然后在姜饼之上放置圆锥形艾炷，将艾炷点燃让其自然燃烧，待有温热感时更换艾炷，一般1～2壮为宜。灸完所需壮数后，去掉艾炷与姜饼，用干净纱布擦净皮肤即可。灸疗时注意保护好周围皮肤，以免烫伤。

每次取面部1～2个腧穴，也可循经取穴，配足三里、关元、外关、合谷、三阴交等腧穴，同时或分步施灸。

（2）脏腑灸

脏腑灸可调节脏腑功能，具有养颜、防治面容衰老的作用。

①配穴灸法

取穴：肺俞、心俞、肝俞、脾俞、肾俞穴。

方法：在以上腧穴部位铺撒养容祛斑散或养生保健散，然后在药物之上放置圆形姜饼，再在姜饼上放置圆锥形艾炷，并将其点燃施灸。一炷燃尽后或有灼热感时去掉艾炷，再换一炷灸之，一次 2～3 壮。灸完所需壮数后，去掉艾炷与姜饼，用干净纱布擦净皮肤即可。若需留灸者，去换艾炷，保留姜饼与药物，用胶布固定，待没有温热感时，去掉姜饼与药物，用干净纱布擦净皮肤。

②穴区灸法

第一，从肺俞穴起到膀胱俞止（第 3 胸椎至第 2 骶椎棘突下旁开 1.5 寸），以俞穴为中心，取宽约 5cm 区域为施灸区进行施灸，主要用于脏腑的整体调节及多脏腑功能失调。

第二，可根据病情，将背俞穴分为几个穴区进行分段施灸。如背俞上穴区，由肺俞、厥阴俞、心俞、督俞组成，主要用于防治心肺系统功能失调而致的容颜衰老；背俞中穴区，由膈俞、肝俞、胆俞、胃俞穴组成，主要用于肝胆脾胃系统功能失调而致的面容衰老；背俞下穴区，由三焦俞、肾俞、大肠俞、小肠俞、膀胱俞组成，主要用于肾、膀胱、大小肠系统功能失调而致的面容衰老。其施灸方法参照有关章节的穴区灸法进行。

（3）任脉灸

任脉灸有调节冲任的功能，可防治妇女冲任二脉失调而致的面容衰老。

①配穴灸法

取穴：膻中、中脘、关元、中极、曲骨、子宫穴。

方法：同脏腑灸法的配穴灸法。

②穴区灸法

取穴：气海、石门、关元、中极、曲骨组成施灸穴区，诸穴均在任脉上。气海为肓之原穴，关元为小肠募穴，是补正气、调冲任、抗衰老的重要腧穴；中极与曲骨为任脉最靠近胞宫的腧穴，为调冲任与治疗妇科疾病常用的腧穴。诸穴组成穴区，具有调理冲任、补益气血、延缓面容衰老的作用。本穴区长约11cm，宽约5cm。

方法：同"脏腑灸法"的穴区灸法。

四、其他治疗方法

除用灸法外，亦可结合中药、针刺、推拿、食疗等法。

1. 中药

具有美容养颜功效的中药有很多，如人参、党参、黄精、玉竹、沙参、麦冬、天冬、黄芪、当归、白芍、丹参、何首乌、白术、山药、柴胡、鹿茸、肉苁蓉、菟丝子、旱莲草、益母草、地黄、珍珠、芦荟、杏仁、皂荚等。若根据中医的辨证理论，组成有效处方，则疗效更佳。如肺功能失调所致面容衰老者，用黄芪、沙参、天冬、桔梗、杏仁等；心功能失调所致面容衰老者，用丹参、麦冬、当归、柏子仁、酸枣仁、龙眼肉等；肝功能失调所致面容衰老者，用柴胡、白芍、茵陈等；脾胃功能失调所致面容衰老者，用党参、白术、茯苓、山药、薏苡仁等；肾功能失调所致面容衰老者，用地黄、何首乌、鹿茸、菟丝子、旱莲草等；冲任失调所致面容衰老者，用淫羊藿、旱莲草、菟丝子、女贞子、地黄、益母草、柴胡、白芍、丹参等；风邪外袭所致面容衰老者，用防风、白芷、白蒺藜、皂荚、白附子等。

2. 针刺

取穴：头维、阳白、印堂、头临泣、太阳、四白、颧髎、迎香、地仓、颊车穴，并根据辨证取相关腧穴。实证用泻法，虚证用补法。

3. 推拿

第一步，施术者手掌搓热，用轻柔手法在整个面部循回按摩5～10分钟；第二步，在面部腧穴进行点按，每穴10次；第三步，从任脉的膻中穴始到曲骨穴至，往返按摩10～20次，并对膻中、中脘、关元、气海穴进行点压；第四步，对膀胱经的肺俞、心俞、膈俞、肝俞、脾俞、胃俞、肾俞穴进行按揉15～30次。

4. 食疗

具有美容养颜功效的食品有：猪皮、羊蹄、猪蹄、燕窝、酸枣、橘柚、葡萄、大枣、杏仁、瓜子、赤小豆、薏米、小米、洋桃、桃仁、龙眼、黄豆、红薯、白萝卜、核桃仁、黄瓜、莲子、银耳、山药、荷叶等。可选择食用。

驻颜方（《新中医美容》）

胡桃仁250g，牛奶200g，豆浆200g，黑芝麻200g。将胡桃仁、黑芝麻磨碎，与牛奶、豆浆调匀，共入锅中煮沸，加白糖适量，每天早、晚各1次。有补益肝肾、美容驻颜的作用。

却老养容丸

黄精6000g（生用），生地黄2500g，白蜜3320g。黄精、生地取汁，三味于铜器中搅匀，慢火煎令稠，至可成丸时即制丸如弹子大。服时以温酒研1丸服，日3次。此方补益脾肾，延年不老，使人面如童子。适于偏阴虚者。

容颜不老方（《奇效良方》）

生姜10g，大枣10g，白盐10g，甘草10g，丁香10g，茴香10g。水煎，每日清晨饮一杯。适用于脾肾不足者。

艳容膏

白芷、甘菊花各90g，白果20个，红枣15g，珍珠粉15g，猪胰1个。将珍珠研细，其余药捣烂拌匀，加入蜂蜜及酒酿，蒸过之后，每晚涂面，第二天早晨用温水洗去。此方滋养皮肤，且能防皱祛斑及增添面部光彩。

猪肤米粉膏

猪肤60g，米粉15g，蜂蜜30g。先将鲜猪皮去净毛洗净，用文火煨炖成浓汁，再加入蜂蜜、米粉熬成膏状，每次空腹服用10g，日服3～4次。此方滋润肌肤，以皮补皮，可以延缓皮肤衰老，减少皱纹。适用于皮肤粗糙、面部有皱纹者。

驻颜茶

白菊花、玫瑰花、桃花、红枣各5g，泡茶饮用。

第二节 面部皱纹

一、概述

面部皱纹的出现是面容衰老的最初征兆，为面部皮肤老化所致。皱纹的产生，可分为自然现象与非自然现象两种。一为自然现象，人在25岁以后，皮肤开始老化，皱纹逐渐出现，由若隐若现、细细的皱纹开始，逐渐加深，到了40岁以后皱纹就很明显了，一般先出现眼周鱼尾纹，后出现额部皱纹、鼻唇纹，50岁以后则会出现颈纹；二为非自然现象，即过早的出现皱纹，是一种不健康的病理现象。面部皱纹的出现是人们不可抗拒的，但可以通过养生保健延缓皱纹的出现。针灸是一种防皱去皱的有效方法，使轻者予以消除，重者可以减轻。

二、病因病机

1. 脾胃虚弱

中医学认为，脾胃为后天之本，气血生化之源，也是面部营养的源泉。若脾胃虚弱，则不能受纳水谷，气血生化无源。脾胃运化不良，则气血津液不能荣于面部，则面失所养，易生皱纹。脾主肌肉，若脾胃虚弱，则面肌松弛而下垂，形成皱纹。

2. 气血津液不足

气血对面容有濡养作用，为面部生理活动的动力与物质基础。若气虚不能推动面部肌肉的运动，则会出现肌肤松弛而生皱纹；血虚不运，则肌肤失养而褶皱，形成皱纹。津液为面部的重要组成部分，部就像雨露一样滋润面部肌肤，使肌肤富含弹性而饱满；若津液亏损不足，则面部干枯皱褶，出现皱纹。

3. 肾精不足

肾主藏精，为人体生殖发育之本，故肾精的充盛与否，关系着人体与面容的衰老。若劳逸过度，恣情纵欲等，则损耗肾精，使面部失养而生皱纹。

4. 代谢失常

现代医学认为，皱纹的出现与年龄、表情肌及重力有关。如皮肤代谢功能减弱，细胞的滋养不足，脂肪与水分减少，皮下脂肪层变薄或消失，真皮纤维老化，弹性减弱，表情肌松弛，久之则会出现皱纹。另外，长期风吹日晒，气候干燥，营养不良，精神抑郁，慢性疾病等，均可影响肌肤代谢而产生皱纹。

三、施灸方法

1. 直接灸

（1）取穴

额纹者，取头维、阳白、印堂、足临泣、局部阿是穴；鱼尾纹者，取太阳、瞳子髎、丝竹空、角孙、局部阿是穴；鼻唇纹者，取迎香、四白、地仓、颊车、局部阿是穴；颈纹者，取风池、翳风、扶突、局部阿是穴；脾胃虚弱者，取足三里、中脘、三阴交；气血不足者，取关元、血海；肾精不足者，取关元、肾俞、太溪等。

（2）方法

同"面容衰老"的直接灸法。

2. 温和灸

（1）取穴

同本节直接灸法。

（2）方法

同"面容衰老"中的温和灸法。

3. 雀啄灸

（1）取穴

同本节直接灸法。

（2）方法

同"面容衰老"中的雀啄灸法。

4. 隔物灸

（1）取穴

同本节直接灸法。

（2）方法

同"面容衰老"中的隔物灸法。

5. 循回灸

施术者手持艾条，将一端点燃，距穴位部位的皮肤 2～3cm，对准所取腧穴或皱纹处进行循回灸，每穴 1～2 分钟，灸完腧穴后围绕额部、眼周、鼻周、口周进行划圈式往返循回灸，每个部位 3～5 分钟。

6. 药物铺灸疗法

（1）面部灸

①取穴

同本节直接灸法。

②方法

同"面容衰老"中的面部灸法。

（2）脏腑灸

①取穴

同本节直接灸法。

②方法

同"面容衰老"中的脏腑灸法。

（3）任脉灸

①取穴

同"面容衰老"中的任脉灸法。

②方法

同"面容衰老"中的任脉灸法。

四、其他治疗方法

除用灸法外，亦可结合中药、针刺、推拿、穴位埋线、食疗等法。

1. 中药

具有抗皱作用的中药有很多，一为补益气血类，如人参、黄芪、党参、当归、白芍、川芎、丹参等；二为补益肝肾类，如地黄、山萸肉、菟丝子、枸杞子、何首乌、桑椹、鹿茸等；三为祛风散邪类，如防风、竹茹、白附子、木贼、白蒺藜、地肤子等。

防老抗皱方

黄芪 30g，当归 10g，白术 10g，茯苓 10g，人参 10g，阿胶 10g，菟丝子 10g，地肤子 10g，白芍 10g，防风 10g，蝉衣 10g，皂角刺 10g，大枣 6g，生姜 6g，甘草 6g。水煎服，每日 1 剂，早、晚各服 1 次。亦可制成丸散服用。

2. 针刺

额部皱纹者，取头维、阳白、足临泣、印堂、阿是穴等；眼部皱纹者，取瞳子髎、睛明、眉冲、丝竹空、太阳、阿是穴等；鼻唇纹者，取迎香、地仓、水沟、四白、下关、承浆、阿是穴等；颈纹者，取翳风、风池、扶突、阿是穴等。并根据辨证配伍相关腧穴。实证用泻法，虚则用补法。

3. 推拿

第一步，在额部、眼周、鼻唇、颈部的腧穴（参照针刺法取穴）上进行推拿点按，每次 10 ～ 15 分钟；第二步，用左手拇、食指将皱纹部皮肤撑开，右手食、中指的指腹轻轻按揉 5 ～ 10 分钟，再用指腹轻轻拍打此处皮肤 2 分钟。

4. 穴位埋线

选皱纹明显的部位，皮肤消毒后作皮丘样局部麻醉；用一次性埋线针，镊取一段已经消毒的羊肠线（其长短粗细根据所选部位酌情选用），放置在与肠线大小相宜的穿刺针套前端，从针尾穿入针芯；医者左手指绷紧进针部位的皮肤，右手持针，快速穿过皮肤，当出现针感后，边推针芯，边退针管，将羊肠线注入皮下组织或肌层内，酒精棉片紧压针孔并用创可贴加压固定。本法对皱纹有一定的消除作用。

5. 食疗

很多食物有美容抗皱的作用，可参照"面容衰老"中的食材选择食用。

容颜抗皱粥（《蔬果美容养生 750 方》）

燕窝 5g，灵芝 5g，猪皮 100g，黄瓜 50g，薏米 60g，盐、葱、姜（干品）各适量，煮粥食用，早、晚各 1 次。

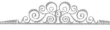

第三节　黄褐斑

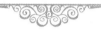

一、概述

黄褐斑是指颜面部出现的黄褐色或淡黄色的斑块，平摊于面部皮肤之上，抚摸不碍手，多呈对称性分布，面积大小不等，形状不规则，一般无自觉症状。本病多发于已婚妇女或经血不调者，部分男性或未婚妇女亦可罹患，往往日晒后加重，有的可伴其他慢性疾患。

中医学对本病有较早的记载，称为"鼾黯""面黑""黧黑斑"等。后世根据其颜色、形状等特点以及病因病机命名为"褐黄斑""蝴蝶斑""妊娠斑""肝斑"等。

二、病因病机

1. 肝郁不舒

中医认为，肝主疏泄，若情志不遂，则肝气郁结；郁怒伤肝，气血不畅，则不能上荣面部；肝郁日久化火，灼伤阴血，则气血失和或血瘀面部，均可导致黄褐斑的产生。

2. 脾失健运

中医认为，脾主运化，脾主肌肉。若饮食不节，偏食肥甘厚味，或思虑过度，均可损脾胃而失健运。脾失健运，一则气血生化不足，不能上荣面部；二则脾胃不能化湿，水湿痰饮内停，上泛面部，均可发生黄褐斑。

3. 肾精亏损

中医认为，肾主藏精，与人的生、长、壮、老、已密切相关。若先天不足，房劳过度，惊恐伤肾等，可致肾精不足，面容失养，或肾阴不足，虚火上炎，肾之本色（黑色）泛于面部，均可导致黄褐斑的发生。

4. 冲任失调

中医认为，冲为血海，任主胞胎。妇女在妊娠期间，气血的需求量增加，若养护不当，易导致冲任失调、气血不和，易发妊娠斑；妇女的月经与冲任密切相关，冲任失养、经血不调，易发黄褐斑。

5. 风邪外袭

中医认为，风为百病之长，风邪外侵，上先受之。面部暴露于外，易受风邪侵袭。风邪亦可夹寒、湿、燥、热等邪上犯。外邪侵袭，一可损伤颜面，二可干扰面部气血津液的运行，导致色斑的发生。

6. 其他因素

紫外线、某些药物、化妆品、过敏、外伤、各种皮炎、维生素缺乏病等，均可诱发黄褐斑的发生。

三、施灸方法

1. 面部灸法

以面部色斑为中心，先铺撒美容祛斑散，在药物之上放置姜饼（药物的范围与姜饼的大小，根据色斑大小而定），后在姜饼之上放置圆锥型艾炷，点燃顶端，让其自然燃烧，有温热感即可。一次2～3壮。灸完所需壮数后，去掉艾炷、姜饼，用干净纱布擦净皮肤即可。

2. 面部综合灸法

面部灸法结束后，接着进行色斑部位综合灸法。第一步，施术者手持艾条，将一端点燃，距皮肤2～3cm，对准色斑施雀啄灸法，每次1分钟左右；第二步，以色斑为中心，由内向外划圈回旋灸，一次2分钟左右，以局部温热与潮红为宜；第三步，从足阳明胃经的承泣穴开始，距皮肤2～3cm，有温热感时，循经向前移动，经四白、巨髎、地仓、颊车、下关至头维穴止，复从头维向下移动，至承泣穴，往返循灸 3 ～ 5 次即可。

3. 脏腑同调灸法

以足太阳膀胱经为竖线，从肺俞至小肠俞为施灸穴区，先用姜汁擦拭施灸皮肤，后铺撒美容祛斑散，再在药物之上放置姜饼，然后在姜饼之上放置下宽上窄的三棱型艾炷，并点燃艾炷，让其自然燃烧。待有灼热感时，及时更换新艾炷，一次 2 ～ 3 壮。灸完所需壮数后，去掉艾炷与姜饼，用干净纱布擦净皮肤即可。黄褐斑与脏腑功能失调较重者，则需要留灸，即去掉艾炷，保留姜饼与药物，用胶布固定。待没有热感时，去掉留灸物，擦净皮肤即可。

4. 脏腑单调灸法

肝郁不舒者，取肝俞、胆俞、期门、阳陵泉、太冲穴。先用姜汁擦拭腧穴，后在腧穴上铺撒美容祛斑散或养生保健散，然后在药物之上放置姜饼与艾炷，点燃艾炷让其自然燃烧，待有灼热感时，及时更换新艾炷。一次 2 ～ 3 壮。灸完所需艾炷后，去掉艾炷、姜饼，用干净纱布擦净皮肤即可。

脾胃虚弱者，取脾俞、肾俞、中脘、关元、足三里、三阴交穴，施灸方法同上。

肾精不足者，取肾俞、命门、关元、三阴交、太溪穴，施灸方法同上。

5. 冲任灸法

以腹部任脉线为中心，从气海穴开始至曲骨穴止，施灸方法同脏腑同调灸法。同时取卵巢穴（曲骨穴上 1 寸，旁开 6 寸）施灸，方法同脏腑单调灸法。

四、其他治疗方法

除灸法外，亦可结合中药、针刺、推拿、食疗等法。

1. 中药

具备祛斑作用的中药很多，可根据病因病机辨证分型选用。如气血虚弱而致斑者，选用人参、黄芪、党参、当归、川芎、白芍、鸡血藤、丹参等；肝郁不舒而致斑者，选用柴胡、郁金、枳壳、木瓜、茵陈、香附、夏枯草等；脾胃虚弱而致斑者，选用党参、白术、山药、白茯苓、薏苡仁、陈皮、升麻、炙甘草等；肾精亏虚而致斑者，选用何首乌、山萸肉、山药、熟地、枸杞子、菟丝子、桑椹等；风邪侵袭而致斑者，选用防风、白芷、白附子、白蒺藜、木贼、蝉衣、皂荚等；阴虚血热而致斑者，选用沙参、麦冬、石斛、生地、玄参、丹皮、赤芍、黄芪、黄连等；内分泌失调而致斑者，选用淫羊藿、旱莲草、香附、益母草、桃仁、红花、莲子等。

十白祛斑散

白术、白芍、白茯苓、白附子、白蒺藜、白芷、白菊花、白姜黄、珍珠粉、百合各 100g。上品共研细末，每次 10g，温水送服，一日两次。

2. 针刺

先取面部腧穴或色斑部位的阿是穴，如头维、阳白、睛明、丝竹空、太阳、承泣、四白、颧髎、迎香、地仓、颊车、下关等；再根据辨证配穴，如肝郁不舒者，配肝俞、胆俞、膈俞、期门、阳陵泉、太冲等；脾胃虚弱者，配脾俞、中脘、气海、天枢、足三里、三阴交等；肾精亏虚者，配肾俞、命门、关元、三阴交、太溪等；风邪外袭者，配风池、风市、大椎等；冲任不调者，配关元、气海、归来、子宫、卵巢、血海、三阴交、太溪、太冲等。实证用泻法，虚证用补法。

3. 推拿

先取色斑部位或周围的腧穴，用拇指或食指指腹进行揉按点压，每穴 2 分钟左右；再以色斑为中心，用食指或中指指腹以中等力由内向外进行推拿按摩，顺时针方向与逆时针方向各 10 次，手法轻柔，每次 10 分钟左右；最后双手掌搓热，对整个面部进行轻柔按摩约 5 分钟。

4. 食疗

具备祛斑作用的食物有：冬瓜仁、冬瓜藤、桃仁、杏仁、莲子、百合、薏苡仁、胡桃仁、牛奶、羊奶、驴奶、豆浆、猪肝、苦菊、玫瑰花、桃花、鲫鱼、深海鱼油、红枣、生姜、小茴香、鱼腥草、海带、绿豆、黄瓜、丝瓜、雪梨等。

清斑汤

丝瓜 50g，冬瓜 50g，百合、白菊花、莲子、银耳、蜂蜜、冰糖各 10g，共煮汤食用，每次 200mL，每日两次。

清斑茶

百合、白菊花、白芷、白蒺藜各 10g，玫瑰花、桃花、淡竹叶、薄荷、生普洱各 5g，泡茶饮用。

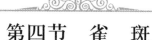

第四节　雀　斑

一、概述

雀斑是多发于颜面部状若芝麻点样的褐色斑，如同雀卵之色，故名雀斑。随着年龄增长而加多，到老年又逐渐减轻，斑点数目多少不定，女性多于男性，有遗传倾向。本病中西医同名，中医曾有较早记载，称"雀斑""雀子""雀子斑""鼾黵"等。

二、病因病机

《外科正宗》曰："雀斑乃肾水不能荣华于上，火滞结而为斑。"

1. 肾水不足

先天禀赋虚弱，肾水不足，不能上荣于面，面容失养而为斑；或肾水不足，则虚火郁于面络，肾之本色（黑色）显于外，而为淡褐色斑点。

2. 风邪侵袭，血热相搏

《诸病源候论》曰："人面皮上或有如乌麻，或如雀卵上之色是也。此由风邪客于皮肤，痰饮渍于脏腑，故生鼾黵。"又如《医宗金鉴》曰："内火郁于经络之血分，风邪外搏，发为雀斑。"故本病多发于平素血热内蕴之体，或七情郁结而化火，或过食辛辣厚味，痰火上亢，再遇风邪侵袭，与内热相搏于皮毛腠理之间，营卫不和，阻于面部脉络，而生雀斑。

三、施灸方法

1. 面部灸法

方法同"黄褐斑"的面部灸法。

2. 面部综合灸法

方法同"黄褐斑"的面部灸法。

3. 补肾祛斑灸法

本法用于肾水不足引起的雀斑。

（1）取穴

肾俞、脾俞、三阴交、太溪穴。

（2）补肾祛斑散

生地黄、旱莲草、女贞子、山药、白茯苓、白芷、白蒺藜、王不留行、地肤子各 20g，皂角刺 10g，冰片 2g。如肾水不足兼虚火上亢者，加丹皮、菊花、荷叶各 10g。上药共研细末，装瓶备用。

（3）方法

同"黄褐斑"的脏腑单调灸法。

4. 祛风清热灸法

本法用于风邪外袭与火热相搏而致的雀斑。

（1）取穴

太阳、四白、风池、大椎、曲池、三阴交、太冲穴。便秘者配天枢、支沟穴。

（2）祛风祛斑散

防风、白芷、白茯苓、白蒺藜、木贼、蝉衣、地肤子、赤芍各 20g，菊花、荷叶、皂角刺各 10g，冰片 2g。如便秘者，加番泻叶、柏子仁各 10g。上药共研细末，装瓶备用。

（3）方法

同"黄褐斑"的脏腑单调灸法。

5. 神阙敷药法

每晚睡前将补肾祛斑散（肾水不足者）或祛风祛斑散（风热相搏者）用蜂蜜调为糊状，填敷于神阙穴，用医用胶布固定，次日起床后去掉胶布与药物，用干净纱布清洁即可，每日 1 次。本法亦可用于面容衰老、面部皱纹、黄褐斑（用美容祛斑散）等。

四、其他治疗方法

除灸法外，亦可结合中药、针刺、推拿、食疗等法，参考"黄褐斑"的治疗方法。